PHARMAKEIA

El Monopolio Médico y sus Raíces Esotéricas

PHARMAKEIA: EL MONOPOLIO MÉDICO Y SUS RAÍCES ESOTÉRICAS

First edition. March 23, 2026.

ISBN: 979-8231960453

Written by Cristina Lobo and Manuel Rodsua.

ÍNDICE

PARTE I: LAS RAÍCES DEL PHARMAKON

PARTE II: LA TRANSICIÓN HACIA LA TÉCNICA

1. **El Surgimiento del Logos:** Cuando la razón comenzó a clasificar el misterio.
2. **Alquimia y Destilación:** La búsqueda de la quintaesencia y la pureza.
3. **La Secularización de la Magia:** El paso del templo al laboratorio.
4. **El Cobre y el Cristal:** La evolución de los instrumentos de botica.
5. **La Peste y el Poder:** Cómo las crisis sanitarias moldearon el control estatal.
6. **El Herbario Perdido:** La marginación de los saberes populares femeninos.
7. **La Industrialización del Alivio:** Los primeros pasos de la producción en masa.
8. **El Nacimiento de la Molécula:** De la planta entera al principio activo aislado.
9. **La Patente del Espíritu:** La propiedad privada sobre el conocimiento ancestral.

PARTE III: LA ERA DE LA HEGEMONÍA FARMACÉUTICA

1. **El Gigante de Hierro y Química:** El auge de las grandes corporaciones.
2. **La Estandarización del Cuerpo:** El paciente convertido en dato estadístico.
3. **El Marketing de la Salud:** Cómo se crean necesidades químicas.
4. **La Píldora del Orden:** Medicación y productividad en la vida moderna.
5. **El Laberinto de las Patentes:** La guerra legal por el acceso a la vida.
6. **Ciencia vs. Ganancia:** El conflicto ético en la investigación clínica.
7. **La Globalización del Remedio:** El impacto de la industria en el sur global.
8. **El Efecto Placebo y la Fe:** Lo que la ciencia moderna no puede explicar.
9. **La Farmacia del Futuro:** Biotecnología y la edición de la identidad humana.

PARTE IV: LA ASFIXIA Y LA RESISTENCIA

1. **La Desconexión del Cuerpo:** La pérdida del diálogo con nuestra propia biología.
2. **El Monopolio del Saber:** La descalificación de las prácticas comunitarias.
3. **La Crisis de los Opioides:** Cuando el remedio se convierte en epidemia.
4. **Ecosistemas Heridos:** El impacto ambiental de los residuos químicos.
5. **La Burocracia del Cuidado:** El médico como gestor de recetas.
6. **Resistencia en los Márgenes:** Huertos urbanos y el retorno a la tierra.
7. **El Gnosticismo Moderno:** La búsqueda de un conocimiento interior frente al dogma técnico.
8. **La Reivindicación de la Intuición:** Escuchar al cuerpo más allá del análisis.
9. **El Ritual en la Modernidad:** ¿Podemos curar sin ceremonia?

PARTE V: LA INSURRECCIÓN DEL ESPÍRITU Y EL NUEVO PACTO

1. **Hacia una Medicina Plural:** El diálogo entre técnica y tradición.
2. **La Autonomía Terapéutica:** Devolver al individuo el poder de su proceso.
3. **El Jardín Comunitario:** La salud como un bien común y no una mercancía.
4. **La Ciencia con Conciencia:** Propuestas para una investigación transparente.
5. **El Retorno de la Serpiente:** Integrar la sombra y el riesgo en la sanación.
6. **La Ética del Cuidado:** Más allá del tratamiento, el acompañamiento.
7. **La Plaza de la Salud:** Modelos de gestión comunitaria del bienestar.
8. **El Gnosticismo Práctico:** Una propuesta de vida conectada y consciente.
9. **El Círculo de la Vida:** Conclusión y la visión de una medicina humana.

SILENOS 2026

MANUEL RODSUA & CRISTINA LOBO

Capítulo 1: La Cámara de las Sombras: El ritual de la anciana y el origen del remedio.

Una cámara húmeda en la penumbra. Muros de piedra que conservan el frío de la noche aun cuando fuera el verano aprieta sus pulmones contra la ciudad. Sobre la mesa de madera, manchas oscuras de siglos; al fondo, una chimenea cuyo humo dibuja en la viga muertos y nombres. El olor que domina la estancia es el del alquitrán mezclado con hierbas secas: romero, salvia, hojas de beleño y un polvo que canta a metales. Una anciana, los dedos manchados de óxido y de savia, mueve cucharas sobre pequeños crisoles. Cada movimiento es lento, deliberado, como quien versa un ritual más que una receta. La luz de una lámpara de aceite se quiebra en la superficie del cobre; los frascos alineados detrás de ella no llevan etiquetas impresas sino símbolos pintados a mano: una serpiente enroscada, un cuenco, una llave. Su voz, grave y entonada, recita nombres que no son sólo nombres de plantas sino designaciones de fuerzas: mandrágora, pharmakon. Cuando pronuncia esa palabra la habitación parece inclinarse: remedio y veneno comparten el mismo nombre.

La palabra que la anciana repite —pharmakon, en la lengua que inventó las primeras farmacéuticas metáforas— llega al presente cargada de un peso doble. No es casualidad que en los textos griegos aparezca tanto asociada al alivio del cuerpo como a la invocación de la maldición. Pharmakeia, la forma derivada, describe el arte de confeccionar drogas, sí, pero también la práctica de la encantación, el filtro que separa de la voluntad. El estudio etimológico nos revela una polisemia que atraviesa la historia: aquello que altera el cuerpo altera la esfera del alma y de la voluntad. Aquello que brinda alivio puede también convertir al hombre en objeto de otro.

En los manuales académicos, la raíz se explica con el rigor de quien recita datos: pharmakon, término que oscila entre remedio, antídoto y veneno; pharmakeia, práctica del preparado; pharmakeus, el que mezcla. Pero en la cámara húmeda la palabra vibra de otra manera. Entre la arena de los útiles y el metal bruñido, la anciana no solo nombra sustancias; nombra potencias: la raíz como puente entre lo tangible y lo intangible. La tensión entre cuidado y control se despliega aquí como una danza: manos que curan la fiebre de un niño y, semanas después, la misma mano que mezcla un filtro para un esposo celoso. En una viñeta que atraviesa generaciones, el boticario del pueblo cura a la matrona con un ungüento de mejorana; la semana siguiente, la misma técnica se usa para enredar la voluntad de un rival. No es una contradicción accidental: es la condición original del pharmakon.

El pharmakon es un objeto-límite, un umbral químico que, según dosis, intención y contexto social, puede curar o destruir. La historia natural de una molécula muestra que su capacidad terapéutica y su capacidad tóxica son caras de la misma moneda: la aspirina que reduce un dolor en la mañana puede, en exceso, abrir una hemorragia por la noche; la belladona que alivia la espasmodicidad también nubla la mente si se administra sin criterio. Desde la Grecia clásica hasta los modernos laboratorios, la observación empírica fue reconociendo esa doble faz: no existe sustancia que sea pura de intención fuera del marco social que la administra.

Una escena emblemática ilustra la ambivalencia como arma retórica: en la Atenas del siglo IV a. C., un médico ante un tribunal sostiene que un almíbar alivió la fiebre de la matrona principal de la ciudad. Desde la tribuna, un acusador vocifera que ese mismo almíbar envenenó a su rival político y exige castigo. La sala vibra: ¿quién juzga la intención cuando el efecto ha sido letal? La ambivalencia se convierte en herramienta política. La misma molécula es presentable como remedio por quien posee autoridad y como arma por quien necesita explicar una pérdida. En ese intersticio se forja una disciplina antigua: no sólo la química de los cuerpos sino la semántica con la que la sociedad nombra la responsabilidad.

El pharmakeus es figura arquetípica y práctica: reúne saberes botánicos, rituales y secretos comerciales. Su itinerario suele cruzar templos, apotecas y mercados. Aprendía en los santuarios de Asclepio la liturgia de curar, copiaba en tablillas las recetas heredadas, atendía en las plazas para vender sus mezclas y, cuando la ocasión lo exigía, enseñaba a un discípulo en la penumbra de una cocina. Era médico, chamán y negociante. Su saber se transmitía por oralidad y por prácticas iniciáticas: tiempos de recolección marcados por fases lunares, concordancias de plantas con estados humores, fórmulas que incluían oraciones casi inaudibles. No era sólo técnica sino también custodia de poder.

En la historia puede rastrearse la transición: del herbolario comunitario que conocía a cada familia y su dieta, al boticario urbano que vendía frascos uniformes, hasta el profesional farmacéutico con exámenes y gremios. Con cada paso, el saber se institucionaliza. Las recetas dejan de ser patrimonio comunitario para convertirse en mercancía con sello y garantía. Se crean códigos, se publican formularios, se registran patentes. Y, sin embargo, la sospecha social persiste. El mezclador—ahora vestido con bata blanca y membrete—sigue siendo mirado con recelo: por su posibilidad de manipular la voluntad humana y por la distancia que su técnica establece respecto a la intimidad de los cuidados. El pharmakeus moderno es a la vez respetado y temido; su taller ha cambiado de piedra a vidrio, pero la ambivalencia persiste.

El pharmakos, en los rituales antiguos, era la figura que la comunidad expulsaba o sacrificaba para purgar sus culpas colectivas. Se le simbolizaba como portador de la contaminación social; al dejarlo fuera, la polis renovaba su pureza. Esa figura ritual tiene hoy un eco inquietante: el enfermo crónico, el paciente que soporta la toxicidad de un sistema sanitario industrial, se transforma en scapegoat moderno. En las estadísticas, el pharmakos contemporáneo es quien sostiene con su cuerpo el precio de una economía que externaliza daños: el enfermo que recibe tratamientos paliativos interminables, cuyos efectos adversos se contabilizan en lenguajes que ocultan el rostro humano.

La imagen es potente y dolorosa: comunidades que externalizan culpa y responsabilidad para sostener la ilusión de normalidad; enfermos que llevan la carga de enfermedades vinculadas a condiciones de trabajo, contaminación o inequidad. En hospitales se repite la dinámica ritual: el paciente crónico se convierte en cifra, en excusa para mantener estructuras de prestación que requieren urgencia, dependencia y consumo continuo. La metáfora del pharmakos nos obliga a mirar quiénes son los expulsados y por qué el sistema necesita que alguien padezca en su lugar.

Los debates en las ágoras no eran sólo filosóficos: tenían consecuencias prácticas. Platón, en sus Leyes, se muestra preocupado por la manipulación de las sustancias que penetran el cuerpo y la voluntad. La pharmakeia, en su mirada, es una intersección peligrosa entre saber y poder: envenenar no es lo mismo que curar y la diferencia debe quedar bajo escrutinio público. En una reconstrucción imaginaria de una sesión en la polis —juristas, médicos y ciudadanos reunidos— se discute quién tiene derecho a manipular las sustancias que afectan la conciencia. Para algunos, el acceso debe ser controlado por la comunidad a través de transparencia, intención de curar y responsabilidad pública; para otros, el secreto preserva la libertad del pharmakeus y su margen de maniobra.

La discusión pública gira en torno a la legitimidad. La medicación legítima requiere no solo técnica sino escrutinio: procedimientos claros, registro de efectos, rendición de cuentas. La hechicería, en cambio, prospera en el secreto. Esa división, simbólica y real, se politiza: la ciudad temerosa busca delimitar los poderes de aquellos que pueden, por su saber, convertir una sustancia en instrumento de poder privado. La tensión entre libertad técnica y control ciudadano atraviesa los siglos; no es un debate resuelto, sólo transformado.

No habrá nunca una línea que separe rotundamente la magia de la ciencia; más bien, existe una continuidad social donde rituales de conocimiento se secularizan hasta convertirse en procedimientos experimentales. El capítulo plantea la hipótesis —no conspiratoria, sino sociológica— de que la farmacología industrial es, en muchos sentidos, una profesionalización secularizada de antiguas prácticas mágicas. La aldea que compartía recetas en torno a una mesa vio cómo esos saberes se trasladaron a ciudades, clínicas y laboratorios. Allí, las "pociones" de antaño pasaron a ser moléculas, y los rituales de iniciación, protocolos de laboratorio.

En la imagen de transición hay una cocina de apotecario transformándose gradualmente en una sala con matraces y lámparas eléctricas. El saber se burocratiza: fichas de controles, revistas científicas, patentes que convierten recetas comunitarias en activos industriales. La patente sustituye al misterio; la confidencialidad corporativa reemplaza la custodia oral. Si la magia procuraba monopolio y estatus, la industrialización hará lo mismo a escala mayor: protección legal, registros y comités que adjudican legitimidad. La anciana del inicio, que guarda recetas en frascos sin sellos, podría ser la antecesora de un director de laboratorio con una cavidad para ensayos clínicos y contratos de confidencialidad.

En el ático simbólico de la modernidad se instala lo que conviene llamar, en tono teológico y metafórico, el "Principado del Engaño": un sistema que gestiona síntomas, produce imágenes de bienestar y oculta enfermedades de fondo. El pharmakon se vuelve aquí instrumento de seducción: un llamado a la dependencia inmediata y a la delegación de la responsabilidad del cuidado. La modernidad prometía curas definitivas; con frecuencia entrega consumibles que alivian sin transformar causas. La capacidad de producir alivio rápido —una secreción farmacéutica que atenúa la ansiedad, un comprimido que aplaca el insomnio— crea, con el tiempo, una costumbre de sumisión: el paciente aprende a esperar el gesto químico que borre la molestia y deja de buscar, o se le dificulta, la reconstrucción de condiciones sociales que generan esa molestia.

El efecto sobre la voluntad es sutil: no siempre es la coacción abierta, sino la seducción suave de la promesa de normalidad. El pharmakon no sólo entra en el cuerpo: entra en la historia íntima del paciente, moldea expectativas, configura redes de dependencia. La anciana del principio, que guarda un frasco sin etiqueta, hace un gesto del que no sabemos la intención. Su mano se demora en el vidrio; la luz titila. ¿Es veneno, remedio o control? El gesto queda como interrogación abierta.

La cámara húmeda: la anciana coloca el frasco sobre la mesa, lo cubre con una tela de lino y lo deja al lado de un cuenco donde reposa una llave oxidada. La puerta de la estancia permanece entreabierta; se escucha a lo lejos la música de la ciudad y el rumor de pasos. La anciana extiende la mano, la retira, y en el silencio que queda se perfila la pregunta que compromete a toda la historia del pharmakon: quién detenta el saber, con qué transparencia lo ejerce y a qué precio se concede el alivio. La medicina, cuando se queda sin vigilancia ética, se parece mucho a la hechicería: ofrece consuelo inmediato y, a cambio, reclama algo más que el pago por el frasco. Reclama la voluntad.

Capítulo 2: Etimología del Veneno: El doble significado de la palabra *pharmakon*.

Arcilla y cuero en la penumbra de Sumer. Un cilindro de arcilla fresca brilla bajo la luz del aceite; el escriba presiona con una caña las lineas que ondulan como agua: serpientes entrelazadas, ondas, estrellas. La arcilla huele a barro y a humo. La mano del escriba traza el signo por tercera vez: no es un simple dibujo, es un mapa de correspondencias. Al otro lado del tiempo una voz reconstruye esa escena con la paciencia de quien sabe que los símbolos no se inventan de la nada: nacen de necesidades prácticas y de la voluntad de protegerlas. En las riberas del Éufrates, donde la tierra pide nombres y las aguas exigen reglas, comienza una conjunción de saberes que tomará, con el correr de los siglos, el rostro de una hermandad: la serpiente como portadora de técnicas sobre plantas, metales y, en una lectura que la imaginación se permite, sobre la posibilidad de manipular la vida.

Enki —que los acadios llamaron Ea— no es un dios distante que dicta leyes desde un trono inaccesible. Es artífice del agua, artífice del barro, tutor de técnicas. En los mitos aparece como aquel que concede nombres y oficios, quien enseña a los hombres a domesticar ríos, a construir canales y a reconocer plantas. Los templos de Eridu y sus sacerdotes conservaban listas de recetas: tabletas con instrucciones para preparar ungüentos, cataplasmas, emplastos. No eran meros recetarios; eran compendios donde lo práctico y lo sagrado se entrelazaban. Un sacerdote lee en voz baja y, mientras el aceite parpadea, indica a un novicio que recoja la primera cosecha de cicuta en la madrugada de la luna creciente. "Así nos lo enseñó Enki", dice, y la frase protege la técnica con la autoridad del mito.

La enseñanza mesopotámica es, al mismo tiempo, práctica e iniciática. El primer aprendiz no solo memoriza nombres y pesos; aprende la relación entre la planta y su tiempo, entre la raíz y la estación, entre la recolección y el ritual que evita la profanación. En aquellos templos, la transmisión del saber fue deliberadamente selectiva: enseñar la aptitud de manipular la vida, aunque fuera a través de contratiempos supuestamente menores, implicaba otorgar poder social. Donde hay conocimiento que cura hay posibilidad de dependencia; allí donde hay dependencia, florece la política.

La serpiente en Mesopotamia no es una figura unívoca de maldad. Antes que icono del engaño, es portadora de inteligencia técnica. Enki mismo tiene atributos ofídicos en ciertos relieves; la serpiente aparece como mediadora del conocimiento: desliza información, muestra raíces sanadoras ocultas entre la hojarasca, es guía en cuevas húmedas donde crecen plantas que solo emergen a la sombra. En relatos que suenan a fábula, la serpiente indica a un campesino dónde clavar la punta para extraer una resina curativa; en otros, enseña cómo forjar un aciete que preserva la carne de gusanos. La imaginería no es inocente: la recurrencia de la serpiente sugiere un patrón de transmisión de técnicas especializado y ritualizado.

Si uno se permite una lectura más arriesgada —con la prudencia de quien habla en el terreno de los símbolos— podrá ver en estas imágenes los primeros fósiles culturales de una intuición sobre la estructura de la vida: los símbolos que unen serpientes entrelazadas, líneas ondulantes y figuras espejo funcionan como restos de una percepción profunda sobre la dualidad y la repetición en la naturaleza. La serpiente no solamente "ilumina": también marca una lógica de manipulación y de manipulación concertada, un conocimiento que se entrega en voz baja y con condiciones.

Los templos se vuelven escuelas; las escuelas se vuelven custodias de secretos. Al principio, la transmisión es local: curas para la fiebre, recetas para la diarrea; luego la acumulación de textos y la institución del templo generan monopolios de información. Algunos maestros cierran las puertas a quienes no juraron lealtad; otros venden fórmulas en mercados oscuros. La hermandad que nace no es una conspiración iluminada sino un mecanismo social: conocimiento valioso se vuelve recurso político. Quien controla el antídoto tiene poder sobre el enfermo y, por extensión, sobre sus allegados.

La corrupción no es un fenómeno puntual: es el efecto esperado cuando el saber se concentra. Un discípulo, joven y ambicioso, enfrenta una disyuntiva real: compartir el descubrimiento que podría salvar a aldeas enteras (y con ello perder la ventaja competitiva) o venderlo en secreto a la élite del palacio que pagará por tratamientos exclusivos. En una escena donde la tensión se hace carne, el maestro responde con frialdad: "La discreción mantiene el orden. El pueblo no podría sostener este remedio sin volverse exigente; la ciudad necesita jerarquías." La respuesta muestra cómo el secreto sanitario se forma como política de poder: curar parcialmente para mantener dependencia y fidelidad.

Las mismas prácticas que generan antídotos son capaces de producir veneno. La enseñanza de la hermandad es ambivalente: extraer toxinas, formular antídotos, fabricar compuestos que anulan la fuerza vital. En los laboratorios de la época —si podemos llamar así a esos talleres de tabillas y hornos de barro— se aprende la propiedad doble de muchas sustancias. Ungüentos para calmar convulsiones contienen elementos que, en dosis mayores, paralizan. La enseñanza es rigurosa: no solo cómo preparar, sino cómo clasificar intención. Un discípulo escucha la lección: "Conocer la raíz que cura es conocer también la raíz que mata. El límite no está en la molécula, sino en tu intención y en la ley que te vigila." Pero las fronteras no siempre se respetan. La codicia, la venganza y la política transforman recetas en armas.

La dualidad se manifiesta también en rituales de iniciación donde el candidato aprende a distinguir la cura del sometimiento. Es una enseñanza práctica, pero no garantiza que la moral del aprendiz coincida con la del maestro. A veces, ese aprendiz abandona el templo y vende su saber a mercaderes que lo incorporan en mezclas peligrosas. Otras veces, la fórmula se convierte en tributo: un soberano exige exclusividad sobre una poción que alivia dolencias y, por su precio, asegura lealtades. La medicina se convierte así en moneda.

Con el pasar de los siglos, los patrones institucionales que nacieron en Mesopotamia encuentran repetición en distintos contextos. Las hermandades que protegían el saber herbal se transforman en cofradías con jerarquías complejas: maitres, guardianes del grial de recetas, escribas que registran resultados y administradores que controlan distribución. Este modelo no desaparece con las tablillas; reaparece bajo nuevas formas: escuelas cerradas, cátedras selectivas, consejos que regulan quién puede enseñar qué. La lógica es la misma: información crítica produce privilegio y, si no se regula por mecanismos transparentes, genera captura.

Esta continuidad no se presenta como una conspiración de alcurnia sino como un patrón social repetido: donde existe un recurso imprescindible —en este caso, la salud— las instituciones tienden a estructurarse para protegerlo y, de paso, rentabilizarlo. Las sociedades gnósticas posteriores, las cofradías medievales y los sindicatos profesionales modernos retoman la estrategia de excluir, codificar y comerciar saberes valiosos. En cada etapa, el simbolismo de la serpiente persiste —doblehélice que anuncia tanto curación como control— y la memoria cultural reproduce las ambivalencias del principio.

Si trasladamos la lectura a otro esquema simbólico conocido por Occidente, el Jardín del Edén puede leerse como una fábula cifrada sobre transferencia de técnica. La serpiente que conversa con Eva no es solo tempter: es portadora de conocimiento que habilita la manipulación de la vida —en este enfoque, el fruto es menos una condena moral que el símbolo de una capacidad técnica recién adquirida. El Jardín se vuelve laboratorio; el fruto, instrumento de transformación; la expulsión, la sanción social frente a la ruptura de límites.

La escena del Edén reclina su atmósfera en imágenes de taller: luz filtrada que deja ver utensilios, voces susurrantes que nombran métodos, la promesa de reescribir los cuerpos y las generaciones. ¿Fue transgresión o emancipación técnica? La pregunta queda abierta. El texto no impone conclusión; expone la ambigüedad: la adquisición de saber permite autonomía pero, sin frenos éticos, también abre puertas a la dominación. Esta relectura no busca demoler tradiciones religiosas sino indicar cómo los mitos funcionan como depósitos de interpretaciones sobre la tecnología y su costo moral.

Templos que guardan recetas; cofradías que hacen juramentos; escrituras que se vuelven contratos; sellos que protegen fórmulas. La dinámica de custodia del arcano se reinventa a lo largo del tiempo: de las tablillas a los códices, de los códices a los patentes. Los juramentos se transforman en acuerdos de confidencialidad; las pruebas orales se sustituyen por archivos marcados con restricciones legales. El conocimiento se homogénea en manos pocas y se convierte en activo económico.

En una transición que el narrador contempla con mirada crítica, el capítulo hace una elipsis hacia la modernidad: una mesa de junta con ejecutivos, trajes oscuros y gráficos que suben; un director general propone una estrategia comercial alrededor de una molécula recién diseñada. La escena reproduce, con apariencia nueva, la lógica del templo: un grupo cerrado que decide sobre la disponibilidad de un remedio, que fomenta la escasez estratégica y que valora la confidencialidad por encima de la transmisión pública del saber. Lo innovador no es la técnica sino la escala y la capacidad de institucionalizar el secreto.

La hermandad sumeria no es conspiradora en sentido conspirativo; es genealogía de una dinámica social: cuando el saber cura y mata, surge una tendencia a monopolizarlo. La serpiente que empezó como guía se convierte a veces en guardiana de privilegios. La arcilla del escriba, hoy, es papel timbrado, contrato y patente; las ondas dibujadas en la tablilla son ahora gráficos de mercado. En la penumbra del gabinete corporativo, sin embargo, late la misma pregunta que en la riba del

Éufrates: ¿quién tiene derecho a decidir sobre los umbrales de la vida y la muerte? Y más importante aún: ¿con qué transparencia y con qué responsabilidad social?

El cilindro de arcilla que, tras siglos de manos, descansa en un sótano de museo entre piezas y vidrios. Sobre su superficie hundida, la serpiente aún ondula. Quien la mira desde el presente puede reconocer en ese trazo la memoria de una elección humana: custodiar o compartir, curar o controlar. La decisión no es sólo tecnológica; es, en esencia, política.

Capítulo 3: El Susurro de la Serpiente: Simbolismo sumerio y la sabiduría del submundo.

El vaporizador de la Tierra. Un valle encajonado, un foso de roca donde la niebla se pega a las paredes; en lo alto, las ruinas de un templo que mira al abismo. Delfos respira por debajo: hay un olor mineral y profundo, una humedad que parece venir del vientre mismo de la Tierra. La Pitia se sienta sobre un trípode; bajo sus faldas, dicen las fuentes, la roca exhala. La voz del narrador no se queda en la explicación técnica: describe la escena con sensorialidad —el vapor húmedo que entra por la garganta, la saliva que se espesa, los vocablos balbuceados que los sacerdotes traducen a un latín que decidirá campañas, matrimonios y alianzas—, porque la profecía es tecnología y atmósfera a la vez. La profecía es un arte que opera sobre cuerpos expuestos a fuerzas que no son sólo palabra.

El procedimiento ritual de Delfos articula una liturgia compleja. Antes de todo, purificaciones: baños, abstinencias, ofrendas; luego la Pitia se coloca sobre el trípode, y empieza la ceremonia: inhalaciones, ingestión de plantas —según algunas fuentes— y la exposición a emanaciones subterráneas. La experiencia que narra la tradición es híbrida: convulsiones que riman con éxtasis, palabras deshilvanadas que son traducidas, episodios catatónicos que, en su traducción, adquieren sentido político.

No existe un consenso indiscutible sobre la naturaleza exacta de los vapores que presuntamente salían del subsuelo, y la literatura arqueológica ha discutido hipótesis que van desde emanaciones de hidrocarburos a gases que contienen compuestos narcóticos o intoxicantes. Lo que importa en la reconstrucción no es la química precisa sino la función: una tecnología anímica que, mediante la alteración corporal, producirá un discurso con velocidad política. El rango de síntomas descritos por testigos antiguos —temblor, trance, voz gutural— coincide con lo que hoy llamaríamos un estado alterado de conciencia. Ese estado no era neutral: se inscribía dentro de un aparato ritual que le confería legitimidad.

La Pitia no hablaba sólo por sí misma. Había un equipo: sacerdotes que limpiaban el altar, asistentes que preparaban mezclas, espeleólogos del sentido que convertían blasfemia en decreto. La palabra de la Pitia era un material que debía ser traducido y puesto en forma. Esa traducción determinaba la línea entre lo divino y lo manipulable; cabía allí la posibilidad de que un intérprete favoreciera intereses, atemperara peligros y moldeara la voluntad de colectividades enteras. El trance, por tanto, era tecnología política antes que simple fenómeno religioso.

La figura del Python —Puthōn—, guardián primigenio de Delfos, aparece en mitos como monstruo abatido por Apolo y cuya sangre o presencia alimenta la sacralidad del lugar. Esa imaginería no se detiene en Grecia: en Hechos de los Apóstoles aparece la mención a esclavas poseídas por un "espíritu de Python" (πύθων), un término con peso que sugiere la persistencia cultural de un arquetipo. No debe leerse la referencia como equivalencia literal entre ritual de Delfos y descripciones bíblicas, pero sí como indicio de un modo común de etiquetar estados en las comunidades antiguas: la alteración de la conducta era frecuentemente comprendida mediante categorías espirituales.

En la transferencia interpretativa entre culturas, el "Python" sirve de nombre para aquello que excede la norma del cuerpo. Para los paganos del oráculo, era presencia ligada al lugar; para el viajero cristiano, era afección demoníaca. Ambos discursos coinciden en algo esencial: la identificación del trance con un agente externo que justifica la pérdida de agencia individual. Esta indexación cultural no invalida la posibilidad de causas físicas (vapores, plantas), pero sí muestra cómo distintas tradiciones encuadran la experiencia dentro de cosmologías que sirven a intereses —identidad, poder, exclusión. El Python, en tanto nombre, fue útil tanto para sostener la autoridad del oráculo como para movilizar el miedo en contextos distintos.

Las sustancias —naturales o geológicas— que inducían trance en Delfos sirvieron como puerta política. La profecía no era mero entretenimiento religioso; era un servicio público con efectos estratégicos. Delegaciones de ciudades-estado viajaban para consultar antes de batallas, para decidir alianzas matrimoniales o para refrendar colonizaciones. Una emisión profética podía retrasar una guerra hasta que las circunstancias fueran más favorables o, por el contrario, legitimar una ofensiva militar con la bendición del futuro revelado.

La dependencia política del oráculo le daba un margen de poder enorme a quienes controlaban la interpretación. Los sacerdotes no solo protegían la integridad del santuario: administraban significados. Las traducciones podían ser ambiguas y esa ambigüedad se convertía en palanca: un augurio que prescribía prudencia podría equivaler a una parálisis defensiva; un pronunciamiento favorable podía adquirir la forma de la luz verde necesaria para lanzar campañas. Los ejemplos abundan: generales que aguardaban la señal, magistrados que postergaban decisiones en espera de la respuesta del trípode. El oráculo, pues, era tecnología de Estado: su eficacia residía menos en su veracidad mística que en la capacidad de crear un punto de anclaje simbólico que redujera la incertidumbre política.

En Delfos la serpiente adopta dimensiones guardianas; en Asclepio, la serpiente que se enrosca en la vara simboliza la curación. La iconografía no es inocente: una misma figura entona usos distintos. Con el tiempo, esa imagen migrará, se reinterpretará y terminará presidiendo mostradores de farmacias y emblemas hospitalarios.

La transferencia simbólica no es automática ni lineal. Esculpir una serpiente en un templo no equivale a consagrar una profesión médica, pero los arqueólogos y los historiadores pueden trazar un hilo que va del símbolo ritual al icono institucional. Un escultor en Corinto talla una figura de serpiente que con siglos de reinterpretación será reclamada por médicos como emblema de su arte. El proceso es menos secreto que gradual: símbolos que infunden autoridad ritual a lo largo del tiempo se secularizan y se adaptan a nuevas prácticas. La serpiente, entonces, es un fósil cultural que testimonia la continuada ambivalencia entre cura y peligro.

Si el oráculo modelaba la conducta social al ofrecer una imagen de certeza, la sobremedicación moderna realiza una operación de efecto parecido aunque por medios distintos: la administración de fármacos a gran escala genera estados colectivos que facilitan la gobernabilidad. No se propone aquí la tesis simplista de que la farmacología moderna sea un programa deliberado para domesticar poblaciones; la analogía es otra: la química, en tanto técnica de intervención sobre la mente, ha sido usada y puede ser usada para producir docilidad o conformidad, tanto en contextos rituales como clínicos.

La comparación se articula con precaución: Delfos inducía estados de apertura a la interpretación; la medicina industrial produce estados de normalización que amortiguan la inquietud y la creatividad en algunos pacientes. Hay testimonios contemporáneos —pacientes que describen "aplanamiento afectivo" tras años de antidepresivos o benzodiacepinas— que contrastan con relatos de consuelo real y recuperación funcional. La pregunta que atraviesa la comparación es ética: cuando la autoridad se legitima a través de estados inducidos (rituales o farmacológicos), ¿quién traduce y quién decide? En Delfos, los sacerdotes; hoy, las instituciones médicas, los comités regulatorios y las industrias farmacéuticas.

El salto histórico desde vapores sagrados hasta comprimidos producidos en cadena es también un desplazamiento de contextos. Los entógenos y las emanaciones subterráneas —aceptadas en marcos rituales con acompañamiento social y simbólico— se insertaban en rituales compartidos donde el significado era co-construido; los psicofármacos modernos se administran en la clínica, en regímenes individuales y mercantiles, frecuentemente despegados de marcos comunitarios de sentido.

La pérdida del marco ritual puede ser una ganancia técnica (dosificación precisa, control de efectos adversos) y, a la vez, una pérdida simbólica: el tratamiento deja de ser un acto compartido de sentido para volverse un intercambio técnico entre experto y paciente. El vapor de la Pitia abría, en su tiempo, un portal hacia lo numinoso; un comprimido producido en masa cierra ese portal y ofrece, a cambio, una estabilidad sintética. La comparación no romantiza lo ancestral ni demoniza la modernidad; intenta mostrar que la experiencia de alteración de la conciencia tiene dimensiones sociales y espirituales que la industrialización no sustituye automáticamente.

A lo largo de la historia, el control de sustancias que alteran la mente se ha convertido en herramienta estatal. Regulación de suministros, criminalización selectiva y discursos de salud pública son instrumentos por los cuales el Estado administra y limita accesos. En manos estatales, la farmacología puede ser tanto protección (control de epidemias, provisión de anestesia segura) como instrumento de control (restricción de redes de conocimiento, instrumentalización de la dependencia).

En el plano simbólico, una imagen recurre con insistencia: la glándula pineal como "antena" de la percepción espiritual. Tradiciones místicas y esoterismos la han presentado como punto de contacto entre cuerpo y trascendencia. En discursos contemporáneos críticos, la manipulación farmacológica de la química cerebral se entiende metafóricamente como densificación de la experiencia humana; la medicación crónica que reduce la apertura mística es vista por algunos como obstrucción de la pineal. Esta imagen sirve como metáfora poderosa para expresar una sensación real: la sensación de que la medicina, al ofrecer soluciones rápidas, puede reducir los horizontes de experiencia. Es una metáfora, no un dato anatómico: la pineal sigue teniendo un estatuto ambiguo entre ciencia y mito.

La Pitia saliendo del templo, los sacerdotes rozando sus túnicas, el polvo de la roca aún pegado a sus pies. Un general que llegó la noche anterior para consultar la palabra se marcha con la respuesta traducida: "Ve y espera el mes de la cosecha." En su lenguaje, la profecía ha pospuesto la guerra por unas semanas. La escena deja clara la lección: la técnica que altera la mente tiene un efecto político, y la traducción de la experiencia es el territorio donde se decide el sentido. La modernidad, con sus farmacopéyas y sus protocolos, no ha borrado esa dinámica; la ha trasladado a otros escenarios. El vapor que exhalaba Delfos y el comprimido que administra una clínica operan en distinta escala, pero comparten una condición: ambos son tecnologías que intervienen en la fragilidad humana y en la manera en que las sociedades interpretan el destino.

Capítulo 4: Delfos y los Vapores: La inhalación del conocimiento y el trance sagrado.

La noche en Lagina pesa con la gravedad de la piedra. En lo alto de un promontorio, antorchas cruzan la penumbra como señales de socorro; el aroma a resina y humedad sube junto con un coro de pasos que resuenan en la escalinata. Mujeres con mantos van y vienen; cuencos de bronce tintinean al chocar con cadenas; alguien deja caer pétalos en un estanque oscuro. Entre la multitud se distingue una figura menuda: la Kleidophoros, la portadora de llaves, con un manojo de metales que suenan como una pequeña lluvia metálica. La liturgia nocturna se desarrolla con esa precisión que los ritos adquieren cuando saben que su objeto —el umbral— es frágil y decisivo. Linternas, conjuros, nombres de plantas susurrados; el peso del metal en la mano de la niña parece, de pronto, determinar destinos.

El templo de Hécate no está dentro de la ciudad sino en la encrucijada; su emplazamiento no es accidente geométrico sino teológico. Allí donde se bifurcan las rutas, donde lo público deviene tránsito y lo privado se disuelve en la noche, la diosa vigila los pasos de los viajeros y las decisiones de los vivos. La estructura arquitectónica del santuario responde a esa condición liminal: corredores abiertos a vientos distintos, altares orientados hacia cuatro vientos, nichos que miran a caminos opuestos. Por la noche, la liturgia parece diseñada para ocupar esos espacios intermedios: antorchas que cruzan la penumbra, cánticos que interrumpen el ruido del comercio y la costumbre, cuencos que se ofrecen no tanto al dios como al ambiente que separa mundos.

En la comunidad, Hécate era mucho más que un nombre: era la custodia del cruce, la autoridad que regulaba quién podía pasar y en qué término. El culto combina, por ello, lo práctico —controlar y remediar las heridas del viajero, indicar hierbas de ruta segura— con lo simbólico: la gestión de secretos y la decisión sobre el acceso. Las mujeres que oficiaban, con sus mantos y sus cuencos, eran a la vez curanderas y guardesas de una frontera espiritual. No había separación tajante entre el remedio y la puerta: para cruzar con seguridad se requería ungüento y permiso, y a menudo ambos venían del mismo altar.

Kleidophoros —esa palabra que, como un gesto, indica carga y responsabilidad— aparece en inscripciones que los arqueólogos relatan con reverencia y cautela. En Lagina, la figura de la niña portadora de llaves es tanto literal como simbólica: una joven iniciada recibe, en un rito público, las llaves de las cámaras donde se guardan las mezclas, los contratos, las tablillas antiguas. Las llaves son pequeñas pero pesan como doblas; su tintineo es advertencia y consagración.

Imaginemos la ceremonia. El anciano sacerdote, manos temblorosas por el año y firmes por la costumbre, deposita sobre la palma de la joven un aro de metales: "Recibe estas llaves", dice, "no sólo abren puertas: abren juramentos". La Kleidophoros promete silencio y fidelidad; el juramento se pronuncia ante la estatua de Hécate y ante los testigos: proteger los ingredientes, no vender el conocimiento, no dar receta sin causa. La llave, en su metal bruñido, se convierte en metáfora: acceso restringido a depósitos reales y simbólicos. La llave vigila el saber.

La biografía posible de una portadora es de aprendizaje íntimo: años de acompañar, noche tras noche, los cánticos, memorizar medidas que no se escriben en tablillas a plena vista, aprender la hora exacta de recolección y el signo lunar de cada planta. Ser Kleidophoros implica ejercer una autoridad que no siempre es pública: saber quién entra, qué dice en la puerta y qué pregunta no debe formularse. Esa autoridad, con el curso del tiempo, se transmite por linaje ritual y por lealtad; en las manos de la joven, el metal se hace poder.

En la iconografía y en los relatos, Hécate no es sólo la guardiana de lo bueno; también es la conocedora de lo amargo. Belladona, cicuta, heléboro: las plantas de umbría que crecen a la orilla del camino son parte del arsenal ritual. La sacerdotisa que las conoce controla la línea que separa alivio de daño. En sus manos, la raíz puede ser emplasto que calma dolor; en manos de otra persona, la misma raíz puede ser herramienta de coerción. La divinidad de Hécate encarna esa tensión: saber de venenos es saber de vida y de muerte, y por eso el culto tiene implicaciones políticas.

La escena de enseñanza nocturna es precisa y fría: una sacerdotisa despliega hojas bajo la luna, corrige la posición de una joven que no mide bien la dosis, marca con el dedo el tiempo de maceración. No es un acto místico sino técnico: la destreza para distinguir la dosis letal de la dosis curativa es una medicina práctica elevada a ritual. Pero también es política: quien domina los secretos botánicos puede condicionar favores, ejercer sanción o negociar alianzas. El control de las pócimas se vuelve herramienta de sanción social; la curación se compra y la amenaza se administra en silencio.

Con el correr de los siglos la figura de Hécate migrará de las encrucijadas hacia la iconografía pública. En Estratonicea, por ejemplo, su efigie aparece en monedas: antorchas, cuencos y llaves acuñadas como sello de la ciudad. El acto de poner a la diosa en la moneda no es mera decoración; es una maniobra política. La ciudad que acuña la imagen de Hécate asume el derecho simbólico de controlar, certificar y comerciar con ciertos saberes terapéuticos. La moneda legitima el monopolio.

La transición es silenciosa: el cuenco ritual deviene emblema comercial. Donde antes el cuenco era sostén de ofrendas, ahora aparece pintado en tabernas, en signos de boticarios y en placas. Un consejo municipal decide, en voz baja, otorgar exclusividad al templo para preparar ciertos remedios; la decisión se registra, se firma con sello, y la imagen de Hécate en la moneda consuma la fusión entre lo sagrado y lo económico. La liturgia se moderniza: lo que fue culto protector se transforma en patente simbólica.

El culto operaba en sombras, no por perversidad intrínseca, sino por necesidad: la técnica se preservaba mediante secretos, fórmulas transmitidas oralmente y custodias nocturnas. Ese secretismo fue eficaz para proteger saberes vulnerables a la copia y al pillaje; con el tiempo, sin embargo, tuvo efectos colaterales: la opacidad permitió abusos, se volvió instrumento de privilegio y generó dependencia. La sombra que protegía el remedio también ocultaba negociaciones y pactos.

Hoy reconocemos en esos rituales de silencio una anticipación del secretismo corporativo moderno. Las cláusulas de confidencialidad que protegen recetas son parientes lejanas de los juramentos de la Kleidophoros; las bóvedas patentarias se parecen, en su propósito, a las cámaras cerradas del templo. La diferencia técnica radica en la escala: en la antigüedad, el secreto aseguraba la supervivencia del conocimiento; ahora, en la era industrial, el secretismo protege rentas y mercados. La continuidad ética conviene examinarla: la oscuridad que defendía un pueblo puede convertirse en opacidad que daña una sociedad.

La iconografía atraviesa tiempo y sentido: el cuenco de Hécate, que en la noche servía para mezclar pócimas y para invocar protección, tiene un destino sorprendente. Con el sincretismo helenístico y la expansión de los cultos, la imagen del cuenco con serpiente se asociará a la figura de Higía, la diosa de la salud, y más tarde, en la iconografía médica, a la copa de Higía que ha llegado hasta la farmacia moderna. La transformación no borra la genealogía: el símbolo permanece, pero su significado se desplaza.

Imaginemos alfareros que reproducen, en barro, la forma del cuenco; siglos después, esa forma se estiliza y entra en la producción de logos, enseñas y placas comerciales. La serpiente que bebe del cuenco —imagen que pasó de la noche ritual a la estantería de la botica— carga ahora con doble historia: la de la cura y la de la insidia, la de la protección y la del monopolio. El traje de Higía termina colgando en el mostrador de la farmacia, y el cliente moderno confía sin saber que su confianza está sostenida también por una línea de poder antiguo.

La encrucijada persiste, ahora recastigada en hospitales, consultorios y comités de ética. La figura de Hécate, portadora de llaves, vuelve como metáfora. Hoy la decisión de quién tiene acceso a qué tratamiento, cuándo se autoriza una tecnología y quién sostiene el precio del remedio se juega en salas de juntas tanto como en altares. El paciente en una camilla, rodeado por máquinas y prescripciones, mira un medidor de opciones: cirugía, terapia farmacológica, experimental, abstención. La escena es la moderna encrucijada.

Conocer la llave no basta. La que la llave abre —fármacos, procedimientos, secretos industriales— determina destinos. Y quienes sostienen la llave pueden otorgar vida o restringirla a cambio de lealtades, beneficios o silencio. Hécate no exige idolatría; exige vigilancia. El poder de decidir sobre los umbrales de la vida implica responsabilidad pública. La imagen final vuelve a Lagina: la Kleidophoros, ya madura, deja las llaves en una caja de madera ante la estatua. Sus dedos tiemblan; la multitud espera. ¿A quién se las dará? La respuesta no es un hecho sino una pregunta que atraviesa la modernidad: quién sostiene las llaves, con qué fines y bajo qué escrutinio democrático.

Capítulo 5: El Pharmakeus: El rol del mediador entre la vida y la muerte.

Humo sobre una ciudad mercantil. La cámara recorre calles donde las persianas de los comercios se levantan y el aire se llena de voces; de las tiendas cuelgan fragancias de incienso, resina y aceites, frascos alineados como ofrendas al consumo. Un pregonero sube a un estrado improvisado y lee, en voz alta y áspera, un pasaje que alguien ha repetido durante siglos: "Todas las naciones fueron engañadas por tus hechicerías". La cita de Apocalipsis 18:23 cae como piedra en la plaza: la palabra pharmakeia —traducida por algunos como "hechicerías", por otros como "pociones"— reverbera entre las callejas. La ciudad se llama Babilonia en la voz del profeta: esplendor y comercio, canto y ruina. La escena es tanto moral como comercial; es un examen del vínculo íntimo entre mercado y seducción.

El texto apocalíptico imagina una ciudad que ha levantado su riqueza sobre el tráfico de lo que el orador llama "hechicerías". En su trama literaria, Babilonia es símbolo de opulencia que seduce a las naciones con bienes que no sólo relajan el cuerpo sino que desplazan la lealtad espiritual. La pharmakeia —que en la lengua original abarca desde remedios hasta encantamientos— se inserta en la acusación: los artículos que administran consuelo o placer se transforman en instrumentos de idolatría. La caída anunciada no es sólo económica; es moral y simbólica: la prosperidad que se construye sobre la fascinación por objetos que sustituyen sentido está destinada a derrumbarse.

La exégesis bíblica tradicional ha debatido mucho sobre a quién se dirige esa voz profética. ¿Es una ciudad concreta o el símbolo de un sistema que comercia en las necesidades humanas? El relato pone el acento en una mecánica social: el comercio que transforma necesidades en dependencia produce autoridad. En la imagen de las caravanas de mercaderes que traen frascos elegantemente empaquetados, la parábola encuentra su escenario: comodidad en botellas, promesas en etiquetas, y el olvido de causas estructurales bajo el brillo del envase.

La plaza donde el pregonero lee no está sólo poblada de perfumes y telas; entre las mercaderías hay frascos con tonos verdosos y rótulos bonitos que prometen alivio de males diversos. Los mercaderes de Babilonia no son diferentes, en lógica, de los conglomerados farmacéuticos modernos: convierten la enfermedad en mercado, empaquetan esperanza y negocian confianza. Si la analogía suena dura es porque la traducción histórica no admite simple nostalgia: la economía de la salud tiene siempre un rostro comercial que puede desbocar en captura.

La comparación no pretende criminalizar una tecnología útil. El fabricante de medicinas ha aportado alivio indiscutible a millones. Lo que interesa es la forma en que el comercio transforma prácticas de curación en técnicas de seducción: el empaque se disfraza de garantía, el prestigio científico puede usarse como cortina de humo, y el acceso diferencial a tratamientos se convierte en nuevo poder geopolítico. La mesa directiva se vuelve un banquete, y el fármaco entra en la lista de bienes que consolidan imperios.

El mecanismo del engaño no siempre es conspirativo; suele ser sistémico. Tres movimientos lo hacen posible: primero, la priorización del alivio sintomático sobre la investigación de causas; segundo, protocolos que estabilizan el consumo recurrente como modelo de negocio; tercero, discursos que naturalizan la dependencia como parte de la vida moderna. El efecto es una ilusión poderosa: la sensación de cuidado universal cuando, en realidad, se administra una serie de paliativos que no tocan las raíces del sufrimiento.

En una cocina humilde, una familia conversa alrededor de una mesa donde las recetas se alternan con decisiones administrativas: "Si tomas esto, podrás volver a trabajar", dice el médico. La frase es verdadera y terrible al mismo tiempo: la solución funciona, pero soluciona en el margen, no en la estructura. La gratitud por el alivio convive con un sentimiento larvar de inquietud. ¿Estamos mejor o sólo más dóciles? La inquietud no es teórica: se traduce en cuerpos que consumen medicamentos por temporadas interminables y en sistemas que establecen la cronificación como signo de gestión exitosa.

El lenguaje teológico que utiliza Apocalipsis —la "fornicación" de las naciones con Babilonia— sirve aquí como alegoría potente: la dependencia a medicamentos patentados puede interpretarse como una forma de idolatría moderna. No se trata de una condena moral simplista hacia los pacientes; se trata de analizar cómo una sociedad puede reemplazar la fe en procesos de vida por fe en remedios inmediatos. La devoción ya no es a una figura divina sino a una marca, a una fórmula que promete orden y previsibilidad.

Esa idolatría no es neutral porque redefine las prioridades del cuidado. El paciente que acepta la narrativa de la cura líquida puede dejar de exigir cambios en vivienda, alimentación o ambiente laboral, porque el alivio se compra en pastillas. En términos religiosos, la fornicación no es sólo un acto de infidelidad hacia una divinidad; es una transferencia de fidelidad desde el tejido social hacia productos que visten de ciencia. La crítica no reclama la primacía de la austeridad: reclama que la medicina recupere su vocación integral, aquella que no substituya el tejido comunitario por un gesto farmacológico.

El emblema de la medicina moderna es una fábula semiológica en sí misma. El caduceo —dos serpientes enroscadas alrededor de un bastón alado, a menudo confundido con la vara de Esculapio— es botón de muestra de cómo los símbolos se reconfiguran y con ello el sentido público. El caduceo, ligado antiguamente al comercio y a la mediación, terminó instalado en hospitales y documentos oficiales de salud. Es una ironía histórica: el ícono del intercambio se coloca donde deberá predominar la cura.

La iconografía funciona como sello de autoridad: logotipos, barnices y colores institucionales crean confianza instantánea. La marca no es solo identificación; es dispositivo de legitimación. En el mercado, el símbolo tiene el poder de transformar una fórmula en verdad aceptada. La semiótica del emblema muestra cómo la credencialización visual contribuye al efecto de hechicería: la confianza institucional convierte en oro lo que, sin ese aura, sería solo molécula. La pregunta que se impone es por qué la profesión ha permitido que un símbolo vinculado al comercio termine erigiéndose como insignia del cuidado.

En los márgenes del discurso profético aparecen interpretaciones más radicales: para algunas corrientes apocalípticas, la pharmakeia moderna no se conforma con administrar consuelo sino que aspira a reescribir la vida a nivel molecular. La edición genética, las terapias celulares y la manipulación del genoma se despliegan en narrativas que ven en la ciencia no una promesa sino el umbral de una usurpación: la posibilidad de decidir quién será y quién no, la decisión de intervenir sobre la herencia humana como si fuera materia de mercado. Estas lecturas tienden a combinar temor legítimo y predicción esotérica. No todo en ellas es científicamente fundado, pero su poder retórico proviene de una inquietud real: la finitud de límites éticos frente a la potencia técnica.

El texto no dice que la ciencia contemporánea persiga de manera consciente una "recreación" total del ser humano. Más bien muestra que la preocupación apocalíptica es un espejo de la ansiedad pública: cuando la tecnología adquiere la capacidad de alterar lo esencial, la confianza pública se erosionará si no existen marcos democráticos sólidos. Las profecías modernas no hablan de demonios; hablan de derechos, de propiedad intelectual sobre la vida y del riesgo de convertir la biología en capital.

El Apocalipsis no se queda en el diagnóstico; anuncia juicio. "Y todos los mercaderes de la tierra llorarán sobre ella", dice la voz. La advertencia no debe leerse sólo como condena teológica sino como llamada ética: quienes comercian con la cura deben asumir responsabilidad por sus efectos en el tejido social. El pasaje que condena a los druggistas es durísimo: no por la técnica, sino por la manera en que la técnica se usa para engañar y someter.

"Salir de Babilonia" se presenta como metáfora política y cultural. No es una invitación a rechazar la medicina moderna en bloque sino a desengancharse de la lógica que prioriza la ganancia sobre la vida. La propuesta es concreta: fomentar transparencia en la investigación, fortalecer economías de salud públicas que no dependan del mercado privado, revalorizar saberes comunitarios y restituir a la medicina su dimensión ética y relacional.

Donde antes el pregonero recitaba la condena, ahora una pequeña farmacia comunitaria abre sus puertas. No vende promesas, ofrece escucha; no proclama milagros, suministra remedios con indicaciones claras y convoca a encuentros sobre nutrición, trabajo y vivienda. Frente a la ciudad comercial que arde en la imagen apocalíptica, esa botica parece modesta, pero en su práctica contiene una alternativa: la medicina como servicio público y la cura como acto de responsabilidad compartida. La esperanza, en la narración, no está en la negación de la técnica sino en su democratización. Salir de Babilonia es escoger transparencia, cuidado y comunidad por encima de la fascinación consumista y del encantamiento del frasco.

Capítulo 6: De la Planta al Símbolo: La transformación de la materia orgánica en mito.

El carruaje chirrió en el lodazal, la rueda hundiéndose un dedo en la mezcla oscura de lluvia y barro. Un portón se abrió con quejido, y la feria de la granja congregó su curiosidad en torno a un hombre que descendió envuelto en un abrigo que había visto mejores estaciones. No traía uniformes ni placas; traía un maletín de cuero, frascos cubiertos con telas sucias atadas con cordeles, y una sonrisa acostumbrada a encontrar confianza. Se anunció como Doctor William, aunque nadie en la aldea supiera qué escuela lo había formado. Su voz corta el aire: segura, sonriente, sabia en el arte de prometer alivio. Cuando abrió la caja, la luz se posó en unas botellas color ámbar; el polvo de la tela dejó un olor que mezclaba azúcar y alcohol. Algunos dijeron que su elixir olía a tierra; otros juraron que contenía la cura que la medicina oficial no concedía.

William Avery Rockefeller existía como figura móvil: nombre y semblante cambiantes según el mapa de la necesidad. En una ciudad podía firmar como Dr. William Levingston, en otra como el Doctor Bill, en una tercera ya era simplemente el "botánico itinerante". Documentos dispersos, cartas encontradas en cajas y testimonios recogidos por cronistas posteriores cuentan un repertorio de identidades que nacía de la práctica: para quien vende esperanza, el nombre es instrumento y camuflaje. Con cada seudónimo se abría una nueva ruta, se cerraba una vieja deuda, se sorteaba una denuncia.

La técnica de evasión era tanto administrativa como teatral. Al pasar de condado en condado, William llevaba certificados comprados a imprentas cómplices que atestiguaban estudios inexistentes y licencias ficticias. En la plaza, desplegaba cartas de recomendación que, impresas con tipografías rebuscadas, parecían avalar una carrera científica. Si surgía una acusación, ya había cambiado de parroquia; si una reputación se adentraba por senderos peligrosos, él se transformaba con la ligereza de un actor. No todo era fraude ingenioso; había una logística: amigos que prestaban camas y sedes temporales, herreros que guardaban el maletín y mujeres que tejían nuevas historias sobre su vida anterior.

Una vez, ante un escéptico curandero, William negó con solemnidad: "Un hombre toma nombres porque el mundo necesita nombres, y yo doy al pueblo lo que él pide: alivio y ceremonia." La frase no redime la artimaña, pero ilumina su lógica: el seudónimo es PCR del comercio ambulante, técnica para sortear la fiscalidad social y la sanción legal. Para muchos, la identidad múltiple era símbolo de astucia; para otros, de inmoralidad. Para la familia—cuando la familia lo sabía—era vergüenza y motivo de estrategias privadas.

La charlatanería de William no era improvisación cotidiana; era un oficio con reglas, repertorio y medidas. En cada plaza, su puesta en escena seguía una coreografía: montaje rápido del atril, exhibición de testimonios enmarcados, lectura de certificados y la demostración arcaica que los oyentes necesitaban: la toma del dolor ajeno. Los frascos, siempre, eran el corazón del rito. Sobre ellos, etiquetas manoletinas proclamaban lo que la ciencia no podía verificar: "Tónico universal, cura de males crónicos, alivio sin comparación." Un olor a glicerina parecía dar legitimidad; un truco de agrandar un dedo con un poco de azúcar en la palma servía para impresionar. Acompañaba todo con la retórica de la necesidad: historias de tierras lejanas, de una receta heredada por generaciones, de un pacto con ancianas curanderas que confiaron el secreto a su linaje.

Las técnicas de venta incluían demostraciones públicas: el efecto de un ungüento sobre un miembro clamoso, la lectura de testimonios de supuestos "antes y después" pagados; a veces, la manipulación no era directa sino emocional: relatos de madres de familia, fotografías impresas con sonrisas que vendían esperanza. Era consustancial a su oficio pagar por el efecto testimonial: los "curados" reingresaban a la escena como prueba viviente, a cambio de apoyo monetario o del propio suministro del tónico.

William también instrumentaba la credulidad profesional: compraba anuncios, imprimía folletos, financiaba artículos en periódicos locales que reproducían su imagen como experto. La retórica del científico, convenientemente imitada, le daba una apariencia de autoridad que, a ojos de muchos, hacía desaparecer la pregunta sobre la veracidad. Su conocimiento de la retórica pública era parte técnica, parte teatro: sabía qué palabra activar, qué gesto repetir, a qué hora ofrecer una consulta.

La vida íntima de William era una sombra que se desplazaba detrás de su personaje público. Vivía entre dos casas, dos mujeres, dos mundos; la bigamia —si se acepta ese término para describir su situación— trazaba un mapa de furtividades y equilibrios. A una esposa la visitaba con protocolos distintos: cartas escuetas, regalos discretos, compromisos velados; a la otra la mantenía como presencia cotidiana. En los patios de granja se hablaba en voz baja: "Tiene otra mujer en la ciudad," decían, y la noticia corría como rumor que es alimento de escándalo.

Las escenas familiares que sobreviven en las crónicas son íntimas y contradictorias. Una carta, encontrada en un baúl, muestra a un hombre que se dirige a una mujer con ternura: "Si supieras, mi querida, cuántos niños esperan en cada pueblo una palabra de consuelo..." En otra, la misma mano firma con distancia: "No puedo arriesgar la casa por tu celo." Los hijos, cuando crecieron, intuyeron una doble figura: padre ausente en ceremonias y cercano en meses de cosecha; orígenes de secretos que marcarían la sociabilidad futura. La doble vida de William produjo no solo escándalo sino heridas: celos, vergüenzas y un legado heredado de ambivalencia moral.

El modo en que William enseñó a sus hijos y colaboradores algo más que recetas: les transmitió una manera de leer la reputación como un recurso a controlar. Historias nocturnas, en la cocina, contaban que

William explicaba: "La palabra se compra y se vende; la reputación es capital." John, uno de sus hijos, escuchó esa refriega y lo incorporó como enseñanza instrumental. Se cuenta —con la prudencia de la reconstrucción histórica— que en una conversación entre padre e hijo, William dijo: "En la competencia, no hay honor salvo el del que gana." El joven Rockefeller escuchó no sólo la frase sino la lógica que más tarde entronizaría en modelos empresariales: centralizar, controlar márgenes, reducir competencia.

Esta ética del engaño dejó una huella cultural dolorosa. La figura del "Dr. Bill" se convirtió en arquetipo: el vendedor que promete lo que no puede sostener, la palabra que vale más que el contenido, la técnica de fabricar confianza para monetizarla. Esa herencia social ayudó a construir narrativas que despreciaron la herbolaria comunitaria como ignorante y al mismo tiempo avalaron la profesionalización como sola garantía de verdad. Así, el vendedor ambulante que hipnotizaba plazas con relatos y frascos se transformó, simbólicamente, en antecedente de tácticas corporativas que neutralizan competencia mediante gestión del valor simbólico.

El ejemplo de William también abre una sombra que alimentó la persecución institucional contra terapias alternativas. Los médicos orgánicos y las escuelas emergentes de la ciencia miraron con desconfianza estos vendedores de elixires, y las sociedades profesionales, alimentadas por anécdotas de fraude, comenzaron a marcar distancias. El caso del charlatán ambulante sirvió como argumento eficaz: "Si dejamos que el mercado funcione sin control, la salud pública se verá comprometida," dijeron los defensores de una regulación estricta.

En un congreso médico regional, el representante de la facultad expone ejemplos de curas falsas promovidas por carreteros sin títulos. Se acuerdan medidas: requisitos de acreditación, sanciones por venta de preparados fraudulentos y campañas educativas que desacrediten la botánica popular. El resultado fue doble: por un lado, la protección de pacientes frente a abusos reales; por otro, la marginalización de saberes verificados empíricamente por comunidades pero sin sello académico. La persecución se justificó por la necesidad de seguridad; su efecto fue, sin embargo, la homogeneización del campo médico y la expulsión de tradiciones que habían cuidado durante siglos.

Si se traza un puente simbólico entre el vendedor de maletín y la fábrica humeante que vendría después, la analogía no es casual. Ambos comparten un arte de la escalabilidad: transformar una promesa en producto replicable. La diferencia es la escala y la técnica. Mientras William vendía frascos en plazas, otros hombres vieron la posibilidad de trasladar ese modelo a fábricas: estandarizar recetas, embotellar en masa, proteger con patentes y vender mediante redes comerciales que reproducían la narrativa del curador.

En la transición simbólica, el frasco humilde de tónico se superpone con la fotografía de una planta con chimeneas. La ética se desplaza: la artesanía se vuelve manufactura; la reputación personal se institucionaliza. La promesa de alivio se industrializa y el mercado exige nuevos instrumentos: publicidad masiva, acuerdos con médicos que recetan, influencia sobre currículos. William no fue el inventor de estas técnicas, pero su figura es matriz de una ética operativa: convertir la salud en mercancía, profesionalizar la presentación pública de la cura y usar la seducción de la marca para construir confianza. Su hijo, en otras manos, convertiría ese arte en estrategia corporativa: centralizar recursos, administrar competencia, dominar mercados.

El frasco de vidrio polvoriento con una etiqueta gastada que dice "Tónico del buen Doctor" apoyado en la mesa de una casa rural; a la distancia, una refinería con chimeneas que vomitan humo hacia un cielo sin nubes. Las dos imágenes se superponen y revelan continuidad: la promesa vendida en plazas fue la semilla de una forma de convertir la medicina en mercado. No es una acusación simplista; es una genealogía social: prácticas instauradas en el vendedor ambulante fueron resemantizadas en fábricas y juntas directivas. En ese gesto hay ambivalencia: la democratización del acceso a preparados útiles a escala industrial, y la pérdida del cuidado personal, la ritualidad y la responsabilidad moral que acompañaban a las curas comunitarias. El maletín sin sello se convierte, así, en proemio de un tiempo donde la salud se mide también en beneficios y donde la sonrisa fácil del charlatán encuentra eco en la retórica institucional del mercado.

Capítulo 7: Hygieia y Panacea: Las dos caras del cuidado y la curación.

La refinería vomitaba un cielo gris. Hileras de tanques, hornos que respiraban fuego, tuberías que se enroscaban como venas mecánicas; la planta parecía un organismo monumental, metálico, que procesaba la materia prima del mundo y la devolvía en bienes múltiples: aceite, alquitrán, solventes, esperanzas empaquetadas. En una sala interior, junto a un mapa en el que estaban clavadas rutas y puntos de venta, un gabinete de despacho contenía frascos minúsculos con etiquetas escritas a mano: muestras de destilados destinados a pruebas. Sobre la mesa, John D. Rockefeller deslizaba un católogo de posibilidades químicas: "Si podemos refinarlo, podremos transformarlo", dijo sin levantar la mirada, como quien formula una ecuación económica que se vuelve ley. No se trataba solo de riqueza; era la certeza de que la materia podía ser gestionada, fraccionada, estandarizada y puesta en ciclo continuo. El cuerpo humano, en su pensamiento, devendría uno de esos sistemas administrativos.

Rockefeller veía el mundo bajo la óptica del sistema: entrada, proceso, salida; control de insumos y control de demanda. Aplicó esa lógica al petróleo y, poco a poco, la misma metáfora industrial se proyectó sobre el organismo social y biológico. El cuerpo —pensó— es un sistema que puede diagnosticarse, proveerse y mantenérsele en funcionamiento mediante cadenas de suministro estables. Diagnóstico, suministro, mantenimiento y reemplazo: los pasos del industrial podían transformarse en etapas de un servicio sanitario que generase demanda recurrente. En los mapas de su gabinete, los hospitales y las universidades no eran solamente donaciones filantrópicas; eran nodos en un entramado donde la provisión técnica y la formación profesional determinarían la dirección del consumo terapéutico.

El lenguaje que usaban sus asesores convertía anatomía en logística: "Necesitamos escala para que el diagnóstico sea uniforme", decía un memorándum; "si estandarizamos la formación, garantizamos la demanda". La idea no era mala en abstracto: estandarizar para reducir el error y profesionalizar la atención. El problema emergía cuando la estandarización se convirtió en puerta de entrada para mercados cautivos, cuando el criterio de salud empezó a alinearse con el de la rentabilidad.

Lo que hizo el petróleo por el transporte lo iba a hacer por la química: abrir una materia prima nueva, lucrativa y maleable. Las refinerías producían subproductos que, a ojos de químicos ambiciosos, tenían posibilidades farmacológicas. Lo vegetal, cuya diversidad había sido hasta entonces la matriz de la farmacia, podía ahora ser reemplazado o complementado por compuestos sintetizados a partir de fracciones del crudo. Análogos de alcaloides, excipientes, solventes: la petroquímica ofrecía economía de escala y reproducibilidad.

En un laboratorio montado junto a la planta, técnicos de Standard Oil observaban cómo un destilado específico permitía aislar estructuras que imitaban efectos que antes se atribuían a plantas raras. Un químico, con bata manchada de aceite, anotó en su cuaderno: "Si conseguimos estabilizar la molécula, tendremos un fármaco barato y patentable." La palabra "patentable" pesó como llave. La síntesis petroquímica era arcana en tanto transformaba lo vivo en combinatoria industrial, en tanto permitía convertir lo que antes se recogía en huertos en propiedad intelectual registrada en oficinas de patente.

La técnica y la escala generaron estrategia: desplazar la competencia que no podía ser patentada ni controlada a través de licencias. El remedio de la abuela, la decocción local, la práctica de la partera: todos eran rivales inconvenientes para un modelo basado en patente y beneficio. Las tácticas se desplegaron en varias frentes: financiar investigación que favoreciera compuestos sintéticos, promover formación médica centrada en química y cirugía, y desprestigiar públicamente prácticas no codificadas por la ciencia institucional. Donaciones calibradas a universidades, contratos de investigación, presencia de ejecutivos en comités asesoraron el nuevo mapa del saber aceptable.

En reuniones discretas se discutían prioridades: invertir en estudios que mostraran la reproducibilidad de principios activos sintéticos, patrocinar publicaciones que destacaran la "ciencia moderna" frente a la "charlatanería". El resultado fue lento pero potente: la botanica popular y las terapias locales fueron quedando fuera de los ámbitos que determinaban prescripción y reembolso. La erradicación no fue brutal en cada caso; fue estructural: crear marcos de legitimidad que relegaran lo no-patenteable al margen.

La filantropía de Rockefeller tiene un rostro público: hospitales, becas, institutos con fachadas imponentes. Pero la filantropía también fue instrumento de canalización. Financiar universidades y centros de investigación permitía establecer prioridades curriculares, dotar a ciertas disciplinas de infraestructura y, sobre todo, condicionar la formación de futuras generaciones de médicos. Al invertir en hospitales y laboratorios, Rockefeller construyó cuerpos de conocimiento y estructuras que reproducían visiones técnicas acordes con la industria.

El Instituto Rockefeller para la Investigación Médica, fundado a comienzos del siglo XX, se presentó como faro del progreso médico; en paralelo, funcionó como núcleo donde se consolidaban prácticas científicas masificables, donde se promovían protocolos experimentales que favorecían la farmacología sintética y los métodos de laboratorio costosos. Las universidades que aceptaron el dinero se vieron empujadas a remodelar sus programas: más anatómica, más fisiología y laboratorio; menos énfasis en nutrición, medicina comunitaria y saberes populares. La filantropía, así, dejó de ser solo dádiva; se volvió articuladora de agendas.

Las donaciones vinieron con condiciones no siempre explícitas: equipamiento que exigía inversiones continuas, laboratorios que requerían mantenimiento costoso y curricula que debían adaptarse para utilizar esos recursos. Las facultades que no pudieron financiar la adaptación cerraron o se fusionaron; las que se acomodaron vieron cómo su autoridad académica se alinea con el modelo industrial. La professionalización exigió capital y, por tanto, quienes lo poseían definían en gran medida qué era enseñanza legítima.

El efecto fue profundo: una generación de médicos educada en prácticas hospitalarias y de laboratorio, con escasa formación en la nutrición, el trabajo social o la medicina del entorno. La sombra de esa captura todavía proyecta sus efectos: la atención médica modernizada ganó rigor en procedimientos técnicos pero perdió —o marginó— dimensiones que habían sido centrales en el cuidado: la prevención, la alimentación, la ecología del paciente en su comunidad.

Hay una ironía que atraviesa la biografía: el magnate que profesionalizó la medicina buscó, hasta cierto punto, moldear un sistema que asegurara su lógica; y sin embargo, cuando el tiempo lo obligó a regresar su mirada hacia la fragilidad corporal, la confianza no fue absoluta en ese imperio que había ayudado a construir. Se cuenta —con mezcla de anécdota y leyenda familiar— que en sus últimos años, Rockefeller consultó tratantes a los que la ortodoxia moderna miraba con distancia: médicos homeópatas o terapeutas con métodos alternativos. La imagen es poderosa: el fundador de instituciones que estandarizaron la medicina acudiendo, a su final, a manos que la modernidad institucional había relegado.

Sea cierto en todos sus detalles o no, ese gesto sirve como parábola. La profesionalización y la estandarización no eliminan las preguntas íntimas sobre la salud: la confianza en la técnica puede coexistir con la búsqueda de modos de cuidado que devuelvan sentido y proximidad. La paradoja es instructiva para la política sanitaria: financiar laboratorios y hospitales no es suficiente; es necesario cuidar los modos en que la medicina se inscribe en la vida humana.

Rockefeller cierra el católogo y contempla las muestras en sus frascos con una mezcla de orgullo y cálculo. Afuera, la planta sigue su ritmo: transforma, empaqueta, distribuye. La metáfora industrial que lo iluminó tuvo éxito: el mundo se organizó como cadena de suministros y la medicina fue uno de sus mercados preferidos. Pero la escena final deja una nota disonante: en la ventana, un letrero que anunciaba una donación aparece junto a un corral donde una anciana—la misma que alguna vez conoció otros saberes— limpia hojas de una planta que huele a campo. La visión de Rockefeller expandió posibilidades; también trazó una frontera. Lo decisivo no es deshacer ese legado, sino preguntar cómo democratizar la ciencia que nació en sus laboratorios, cómo recuperar prácticas de cuidado que la industrialización marginó, y cómo construir una medicina que combine rigor técnico con responsabilidad ética y radicación comunitaria.

Capítulo 8: El Jardín de Hécate: Plantas de poder y el límite de la conciencia.

La pequeña sala de estar de la casa familiar se convierte, cada 26 de septiembre, en santuario. No hay grandes lámparas ni oro; la ceremonia es austera y repetitiva, como los rituales que buscan imprimir disciplina. Una Biblia abierta reposa sobre la mesa, junto a unas cuentas y un mantel modesto; un retrato de la esposa—serena, de cabello recogido—vigila la escena. John D. Rockefeller convoca a su familia y a los hombres de confianza: un puñado de ejecutivos, algún ministro amigo, rectores que supieron aceptar donaciones y, ocasionalmente, el clérigo de la parroquia. El "Job Day" no es una fiesta social: es una liturgia de recolocación moral que recuerda el día en que, según la memoria familiar, un joven logró su primer empleo y con él la señal de la providencia que habría de guiar su destino.

La ceremonia comienza con una lectura —siempre la misma— de pasajes bíblicos que subrayan la humildad y la gratitud: textos sobre la siembra, sobre la mayordomía y sobre la obligación del rico de cuidar al necesitado. Rockefeller escucha con la cabeza inclinada y, al finalizar la lectura, pronuncia un discurso medido. No es un sermón de ostentación sino un acto de reafirmación: la memoria del empleo inaugural se convierte en emblema de una gracia que exige respuesta. Se comparte un número simbólico: una cantidad que, según la familia, repasada y renovada año tras año, se destinará a obras y "a condiciones" que él mismo designa.

El Job Day es, así, rito de legitimación. La familia renueva ante testigos su contrato moral con la providencia: la riqueza no se celebra como triunfo personal sino como encargo divino. La estética es de sobriedad: oraciones, reparto simbólico del diezmo y el recuerdo de los inicios como antídoto contra la arrogancia. Sin embargo, en la práctica esa liturgia también funciona como ritual político: legitima decisiones estratégicas y asienta una narrativa según la cual el éxito económico es prueba de favor divino y, por tanto, justificante de autoridad moral para decidir cómo repartir el mundo.

Dentro del marco bautista que alimentó la espiritualidad de Rockefeller, la prosperidad se lee como señal de elección. Ese sentido no es mera excusa teológica; se transforma en dispositivo racionalizador. En reuniones privadas, Rockefeller explica a sus asesores que el crecimiento empresarial es "una responsabilidad sagrada" y que la posesión de capital no es fin en sí mismo sino medio para cumplir una misión: reordenar instituciones, elevar estándares y moldear la sociedad según principios que él considera legítimos.

Esa visión se articula con la idea de predestinación: el éxito proviene de una bendición que confirma la capacidad de liderazgo. Con frecuencia, en voz baja, dice a sus colaboradores: "La providencia nos dio recursos; debemos administrarlos como una confianza." La frase suena a humildad, pero en el trasfondo actúa como coartada moral para decisiones estratégicas que, así justificadas, quedan menos expuestas al escrutinio público. Si el dinero es mandato divino, el que lo posee se ubica naturalmente en posición de guía ética y administrativa.

En el Job Day no faltan referencias a la ciencia. Rockefeller se permite repetir una metáfora que gusta a su círculo: la ciencia es una "vara mágica" capaz de realizar transformaciones sociales con la precisión de un martillo de laboratorio. Esa alegoría no es inocente; transforma la autoridad científica en herramienta legitimadora. Cuando la familia decide financiar una facultad, un hospital o un instituto, se invoca a la ciencia como garante de neutralidad y progreso: el dinero, así, no compra influencia política explícita sino que canaliza mejoras técnicas que la sociedad —se supone— aplaudirá.

La instrumentalización del discurso científico funciona con eficacia. Donar laboratorios, financiar cátedras y dotar bibliotecas no solo mejora infraestructura; también define contenidos de enseñanza y orienta agendas de investigación. La varita mágica de la ciencia se convierte en símbolo de autoridad que dispensa la crítica: la filantropía aparece como puerta de acceso a un progreso neutro, cuando en realidad trae consigo prioridades y condicionamientos. En la práctica, financiar la ciencia supone también modelar el saber, cerrar debates incómodos y fomentar disciplinas que desarrollan tecnologías rentables para los intereses que sostienen a los donantes.

La lógica predestinadora tiene consecuencias prácticas sobre la salud pública: si el enriquecimiento es responsabilidad sagrada, la inversión en escuelas médicas y hospitales no puede entenderse sólo como altruismo. Es, además, estrategia que ajusta la formación profesional a modelos de atención que favorecen inversiones industriales. Rockefeller y sus asesores entienden que, al financiar la infraestructura de la medicina, entran de manera irreversible en la arquitectura de la profesión. Cursos, laboratorios, libros de texto y prácticas clínicas se modifican, y con ello el horizonte de lo que se considera medicina legítima se redefine.

En círculos de decisión, la argumentación es casi matemática: mejores hospitales atraen mejores médicos; mejores médicos significan tratamientos estandarizados; tratamientos estandarizados facilitan la difusión de productos farmacéuticos de escala. La orientación financiera se presenta como consecuencia racional de la filantropía: invertir para mejorar la salud pública y, simultáneamente, articular un mercado de soluciones técnicas que respondan a modelos científicos que la beneficencia ayudó a institucionalizar.

El diezmo —en sus formas simbólicas modernas— funciona como dispositivo de presión sutil. Las donaciones no siempre son impulsos libres; en ocasiones vienen acompañadas de condiciones implícitas. Una carta de donación puede solicitar equipamiento que solo ciertas facultades pueden sostener, o exigir la creación de cátedras con contenidos alineados a perspectivas favorables a la industria. Así, el diezmo se convierte en mecanismo de influencia: quien da, orienta.

En el Job Day se celebra la entrega como acto religioso; fuera de la ceremonia, el dinero actúa como palanca. Universidades dependientes del financiamiento comienzan a adaptar su oferta académica, hospitales aceptan condiciones que moldean prácticas y rectores que reciben donaciones se vuelven reacios a confrontar los intereses del benefactor. La filantropía, entonces, no es neutra: produce redes de dependencia que tensionan la autonomía institucional.

Una anécdota familiar circula como símbolo: cuando John evitó ciertos sacrificios personales mediante la intervención del capital —contratando servicios que otros debieron prestar o comprando exenciones— se mostró un paradigma moral que se volvería operativo en su gestión pública. El sacrificio que en otras épocas se esperaba a los ciudadanos se externaliza: el costo se paga con dinero antes que con renuncia. Esa práctica, puesta a escala, traduce un principio ético en política social: se puede evitar el sacrificio personal mediante recursos económicos, y en el plano institucional esa lógica justifica políticas que externalizan costos a poblaciones menos privilegiadas.

La sustitución del sacrificio produce tensiones éticas: la filantropía que compra legitimidad no es equivalente al servicio desinteresado; puede ser técnica de evasión moral que disimula estructuras de desigualdad bajo el ropaje de la beneficencia.

Frederick T. Gates aparece en este relato como figura central de traducción. Clerigo devenido gestor, Gates fue el puente entre la piedad privada y la maquinaria institucional. Con prudencia y cálculo, articuló donaciones, diseñó estrategias educativas y alineó agendas científicas con objetivos de largo plazo. Su método consistía en presentar la reforma como misión elevada y, al mismo tiempo, en instrumentarla con criterios administrativos que asegurarían su permanencia.

La obra de Gates secularizó la piedad privada. La "religión de la alopatía", como la podría llamar un crítico, es la conversión de la ciencia en credo: instituciones que funcionan con fervor técnico, con rituales de evaluación y con cánones que niegan la pluralidad de prácticas de cuidado. El Job Day, así, deja de ser un acto familiar para convertirse en rito fundacional que legitima una hegemonía: la profesionalización de la medicina bajo parámetros definidos por donaciones estratégicas.

La mesa familiar vacía tras la ceremonia; la Biblia cerrada, la luz menguando. Afuera, una placa en una escuela médica lleva grabado un nombre donante y una cifra. La ceremonia pequeña ha rendido frutos inmensos: nacen institutos, currículos se reescriben y una arquitectura de poder se instala con la apariencia del bien. El Job Day, acto de gratitud, se muestra entonces como fundación simbólica de una hegemonía que combina fe personal, estrategia filantrópica y gestión institucional. La pregunta que queda flotando en la sala es sencilla y dura: ¿la piedad financiará la justicia o la usará para consolidar una forma de poder que, bajo la palabra del bien, reordena la sociedad según intereses particulares?

Capítulo 9: La Transmisión Oral: Cómo el saber se guardaba en el aliento y no en el papel.

El estruendo del laminador no es sólo ruido: es un pulso que marca el tiempo de la época. Bajo la tarde rojiza, vigas y grúas se recortan contra el cielo; el acero se enrolla y sale en planchas que construirán puentes y rieles. En una sala de directorio, alejada del humo, Andrew Carnegie firma un cheque con la misma calma con que un cirujano marca un trayecto en piel limpia. Para él la filantropía es continuidad de la forja: se modela la sociedad como se modela el metal. Donde el hierro necesita temple, la educación precisa de disciplina; donde la planificación industrial requiere mano de obra capacitada, la sociedad necesita escuelas capaces de producir profesionales a la medida del progreso. La idea es simple y tremenda: moldear la enseñanza para producir hombres útiles.

No es casualidad que dos hombres nacidos en tiempos de expansión industrial piensen la filantropía como política de estado. Rockefeller y Carnegie representan, cada uno a su modo, la voluntad de organizar recursos privados para incidir en el futuro público. Sus agendas se encuentran en intersecciones prácticas: formación, salud, y la creación de instituciones que puedan sostener la modernidad en escala. Carnegie pone su foco en la enseñanza —bibliotecas, fundaciones, cátedras—; Rockefeller, décadas después, orientará su capital hacia hospitales y la investigación médica. Cuando sus proyectos convergen aparecen mecanismos de poder que no son abiertamente conspirativos, sino funcionales: donaciones que delinean prioridades, infraestructura que condiciona contenidos, prestigio que legitima modelos.

Las reuniones entre asesores, en salones cuya tapicería aún huele a barniz nuevo, producen una convicción compartida: la calidad profesional y la estandarización formativa son condiciones para una sociedad eficiente. No se trata sólo de elevar la cifra de médicos; se trata de construir léxicos, laboratorios y hábitos de pensamiento que permitan a la ciencia operar con los instrumentos que la industria puede suministrar. La alianza entre capitales, en ese sentido, no es un mero gesto de beneficencia: es una estrategia de país.

En ese paisaje nace el encargo que cambiará la geografía de la enseñanza médica. La Fundación Carnegie para el Avance de la Enseñanza —instrumento de las prioridades carnegianas— financia una investigación que pretende inspeccionar el estado de la educación médica en Estados Unidos y Canadá. Abraham Flexner, un outsider de la educación con olfato crítico y una pluma afilada, recibe la comisión y emprende una travesía documental. No es médico; viene de la pedagogía y de la observación: su mirada será externa, rigorosa y, para muchos, implacable.

El propósito se enuncia con claridad: identificar estándares, depurar lo que no contribuye a la ciencia experimental moderna y proponer un modelo homogéneo de formación. No es un propósito neutro. Cuando una fundación tiene recursos y voluntad, su diagnóstico puede convertirse en política de hecho. Flexner viaja, toma notas, visita aulas polvorientas y laboratorios modestos; su informe será al mismo tiempo lupa y hacha: capaz de mostrar las debilidades y de dictar cierres.

Henry S. Pritchett, en la maquinaria institucional que sostiene el estudio, actúa como ejecutor: gestor prudente, administrador de fondos, hombre de papeles. Pritchett no es la pluma que redacta el informe; es quien organiza los pasos para que el diagnóstico llegue a convertirse en reforma. Sus memos oficiales, sus reuniones con rectores y su habilidad para presentar la reforma como regeneración científica son piezas clave. En su despacho se discuten términos que parecen técnicos —acreditación, laboratorio, recursos— y que, en la práctica, definen quién podrá seguir formando médicos y quién tendrá que cerrar.

Pritchett conoce el arte de la didáctica administrativa: convencer a la opinión pública mediante informes impecables, cartas de apoyo, y la exhibición de modelos ejemplares —especialmente el paradigma Johns Hopkins—. Donde la pluma de Flexner abre la brecha, la maquinaria administrativa de Pritchett la rellena con medidas y plazos. La estructura fundacional se transforma así en arma de remodelación educativa.

Las consecuencias del informe serán concretas y radicales. Flexner critica la proliferación de escuelas de baja calidad; propone cerrar muchas, concentrar recursos en centros con laboratorio y prácticas clínicas modernas, y elevar requisitos de ingreso y formación. El resultado es una purga sistémica: decenas de escuelas cierran, muchas de ellas radicadas en poblaciones rurales o en comunidades que ofrecían alternativas —homeopatía, herbalismo, medicina formativa para mujeres y estudiantes de color—. La reducción del número de facultades no es un accidente técnico; es una remodelación del mercado profesional: menos escuelas generan médicos más caros y más homogéneos, y por tanto un sistema más centralizado.

La estrategia tiene lógica desde la perspectiva industrial: profesionalizar para estandarizar. Pero produce efectos colaterales profundos: escasez de médicos en zonas no rentables, centralidad de hospitales urbanos y la creación de una clientela que depende de servicios que tienen precio. El mercado médico se reconfigura en favor de la práctica hospitalaria y farmacológica estandarizada.

No hay reforma posible sin alianza con las estructuras profesionales existentes. La American Medical Association, en ese periodo, actúa no sólo como gremio sino como instancia que establece legitimidades. La Fundación y la AMA establecen contactos; acuerdan criterios que identifiquen "escuelas de calidad" y señalen como obsoletas a otras. El informe Flexner se convierte en herramienta política que la AMA usa para promover estándares que, al mismo tiempo, favorecen su concepción de la medicina científica.

La cooperación toma formas concretas: listas de acreditación, visitas inspectivas, exámenes de padronización. Las universidades que aceptan las directrices de la nueva ortodoxia acceden a recursos; las que no lo hacen quedan marginadas. La colaboración entre filantropía, academia y gremio profesional crea una coalición que reescribe reglas del juego sin necesidad de plebiscito: la autoridad técnica, sostenida por prestigio institucional y donaciones, desplaza la pluralidad previa.

El nuevo curriculum que nace del consenso prioriza la anatomía, la fisiología experimental, la biología celular y la farmacología; el laboratorio y la patología transforman el examen clínico en actuación técnica. Lo que antes se enseñaba como parte integral —nutrición, medicina del entorno, prácticas comunitarias, la sabiduría de parteras y curanderos locales— es desplazado hacia márgenes o eliminado. La enseñanza se centraliza en hospitales universitarios con laboratorios costosos que sólo algunas instituciones pueden pagar.

El efecto en la práctica clínica es inmediato: el médico moderno es experto en pruebas, procedimientos y fármacos; el cuidado preventivo y contextual pierde terreno frente al tratamiento agudo y a la intervención tecnológica. La paciente crónica deja de ser comprendida en su tejido social; se convierte en objeto de protocolos. El currículo así estandarizado produce profesionales que alimentan, a su vez, un mercado farmacéutico ávido de prescripciones y de tratamientos estandarizables.

La homogeneización no es neutra en términos de género y raza. Muchas escuelas que alimentaban la entrada de mujeres al ejercicio médico o que formaban a estudiantes negros —escuelas históricamente vulnerables debido a falta de recursos— fueron cerradas o reclasificadas como carentes de medios. El resultado fue una profesión más homogénea socialmente: menos mujeres, menos médicos provenientes de comunidades negras, y una menor presencia de voces que hubieran defendido una medicina arraigada en prácticas comunitarias. La decisión técnica tuvo, así, un efecto político: la profesión médica se hizo más exclusiva y, en consecuencia, menos representativa.

Lo que ocurrió fue la consolidación de una gobernanza biopolítica: la salud pública y la formación de médicos dejaron de ser asuntos únicamente técnicos para convertirse en instrumentos de orden social. La captura de la educación médica por intereses filantrópicos y gremiales creó una arquitectura que definía no sólo quién podía servir sino cómo debía hacerlo. El control del saber clínico se volvió palanca de poder: definir estándares equivalía a definir públicos, prioridades y quiénes serían los proveedores legítimos de cuidado.

Una puerta de aula que se cierra. Detrás, un joven estudiante repasa un manual de anatomía bajo la luz de un quinqué; fuera, lejos, una escuela de provincia apaga sus lámparas por falta de recursos. La modernización trajo certeza técnica y avances irreprochables; también provocó un empobrecimiento de la pluralidad en la medicina. La pregunta que flota en el aire, pesada como hierro, es la que acompaña a toda reforma impuesta desde arriba: ¿a quiénes benefició el nuevo orden y a quiénes dejó fuera? La respuesta exige mirar no sólo la eficacia de la ciencia sino la justicia de las estructuras que la sostienen.

Capítulo 10: El Surgimiento del Logos: Cuando la razón comenzó a clasificar el misterio.

El viajero y su cuaderno. Abraham Flexner baja del tren con el maletín de cuero y un cuaderno aún cálido por el vapor de la locomotora. No es médico: trae la mirada de quien ha hecho del análisis institucional su oficio; viene del mundo de la educación y de la crónica, con un ojo afilado para el orden y la higiene de las aulas. Sus pasos por las estaciones son metáfora y método: en cada andén deja una nota, en cada pueblo anota una impresión; su viaje de dieciséis meses por ciento cincuenta y cinco escuelas se convertirá, para bien y para mal, en el corte que redefine la medicina norteamericana. El tren que lo lleva de ciudad en ciudad, zigzagueando por un país en expansión, es la imagen más adecuada para su empresa: un viaje rápido sobre raíles que, a la postre, enderezará muchas vías de la profesión.

Flexner no entra en los hospitales con estetoscopio sino con libreta y lápiz. Tiene la ventaja —y la limitación— de la mirada externa: no arrastra lealtades gremiales ni prácticas profesionales; su criterio es pedagógico, su sospecha, administrativa. Esta distancia lo habilita para juzgar con dureza y para proponer una hoja de ruta que presume del rigor de la ciencia experimental. Pero esa misma distancia lo expone a sesgos: su concepción de lo que debe ser medicina parte de un modelo ideal —el laboratorio, la anatomía en primera persona, la clínica centrada en el hospital universitario— que no es universalmente aplicable en todo el territorio visitado.

Su figura ocupa el centro de la narración como la del que trae el bisturí de la reforma sin haber ensayado primero en la carne de su objeto. Esto no lo convierte en un villano; lo sitúa como un operador de cambio con una visión reductora: privilegiar la ciencia de laboratorio por sobre saberes comunitarios y prácticas de cuidado más holísticas.

Su estilo es directo, incluso implacable. En su cuaderno anota: "La medicina debe ser ciencia; no es oficio ni superstición." La frase se volverá bandera y martillo.

El método de Flexner fue, en términos prácticos, expeditivo. Recorrer 155 escuelas en menos de dieciséis meses implica estadías someras: en muchas instituciones pasó unas pocas horas, habló con el decano, recorrió un laboratorio mal equipado, asistió a una clase y anotó impresiones. El informe final, contundente en su diagnóstico, se apoya en esas visitas-breve y en la comparación con un paradigma ideal —Johns Hopkins— que se erige como la regla a imitar.

Esa velocidad operativa produjo decisiones de gran alcance basadas en juicios apresurados. Una escuela rural, con una larga tradición de curación popular y prácticos formados en la experiencia clínica, podía caer en la sentencia de "insuficiencia" por no ofrecer laboratorios costosos o porque sus estudiantes no cumplían con una serie de requisitos de entrada que Flexner consideraba indispensables. La evaluación no fue, por tanto, meramente técnica: implicó un calendario burocrático que no siempre respetó las condiciones sociales y geográficas de las instituciones inspeccionadas.

El resultado fue inmediato y doloroso: muchas facultades, especialmente las que funcionaban con recursos limitados y las que representaban tradiciones médicas alternativas, fueron clausuradas o absorbidas por centros mayores mejor dotados. Las escuelas de homeopatía, naturopatía, y las clínicas que habían sido semillero de médicos en zonas rurales fueron etiquetadas como "sectas" o meritorios de cierre por la falta de equipo y de estándares que el informe consideró inaceptables.

Para las comunidades, los cierres significaron amputación de trayectorias: pueblos que veían en su escuela local la posibilidad de formar a su propia generación de médicos de proximidad perdieron esa vía. La purga no fue puramente simbólica: implicó la desarticulación de redes de atención comunitaria y la concentración de formación en grandes centros urbanos. Las consecuencias fueron prácticas —menos médicos en zonas aisladas— y culturales —la pérdida de saberes que no cabían en el canon emergente.

Uno de los efectos más controvertidos fue el impacto en la diversidad del cuerpo médico. Flexner, al recomendar la consolidación de recursos en pocas escuelas con infraestructura cara, dejó fuera a numerosas facultades que atendían a mujeres y a estudiantes negros. Muchas instituciones históricamente destinadas a formar a médicos afroamericanos o a mujeres fueron catalogadas como "insuficientes" y condenadas al cierre o a la fusión sin un plan realista para sostener la inclusión.

El cierre de estas escuelas significó, en la práctica, una barrera adicional para la entrada de grupos históricamente marginados en la profesión. Lo que en el diagnóstico se formuló como una exigencia de calidad se transformó, también, en un filtro social. La medicina se hizo más homogénea: menos mujeres, menos profesionales formados en contextos comunitarios, una menor pluralidad cultural en la sala de guardia. El efecto no fue necesariamente buscado de manera explícita; sin embargo, operó como instrumento de exclusión estructural, cuya resonancia se sentiría durante décadas.

Flexner no sólo apuntó a la infraestructura: decidió también que ciertas tradiciones debían ser marginadas por considerarlas "sectas". Homeópatas, naturópatas, herbolarios y otras escuelas que mezclaban experiencia empírica con marcos teóricos alternativos recibieron el estigma. La etiqueta de "secta" fue funcional: sirvió para desautorizar, para cerrar canales de transmisión de saberes que ponían el foco en el paciente como totalidad y no sólo como objeto de intervención técnica.

La consecuencia fue práctica: currículos que alentaban la investigación de laboratorio y la farmacología desplazaron contenidos como la nutrición, el cuidado del entorno y prácticas de prevención. Lo que Flexner y sus partidarios llamaban "ciencia moderna" tenía autoridad para definir qué conocimientos eran legítimos; lo otro quedó fuera del canon académico. El resultado fue una medicina más centrada en intervenciones y menos en la larga durada del cuidado, en el tejido social y en la preservación de estilos de vida saludables.

Antes de la reforma, la dieta, la higiene, el ejercicio y la vida social eran parte integral del saber médico; con la estandarización, la atención se desplazó hacia técnicas de laboratorio, farmacología y cirugía. La reflexión preventiva cedió lugar al tratamiento: el enfermo crónico se transformó en paciente de intervenciones y fármacos más que en sujeto de cambios de entorno y conducta.

Esta modificación tuvo efectos en la práctica clínica: problemas como la malnutrición, las enfermedades ligadas a condiciones de trabajo o hábitat dejaron de ser prioritarios en la formación médica. Se constituyó un sesgo: la respuesta médica pasó a ser más técnica que social, más reactiva que preventiva. En términos históricos, la medicina ganó precisión experimental y poder para intervenir. En términos prácticos, perdió una sensibilidad por las condiciones de vida que generan enfermedad.

No todo el cuerpo médico abrazó la reforma sin reservas. Hubo voces disidentes que alertaron sobre el peligro de la homogeneización. William Osler, figura señera de la medicina, aunque admirado por la modernidad científica, tuvo reservas que trascendieron la admiración: en conversaciones y en cartas privadas se detectaron críticas sobre la simplificación de Flexner. Según testimonios de la época, algunos reprocharon a Flexner su "agarre feble" ante la complejidad humana —una observación que resumía la inquietud de quienes temían que la técnica devoraría la prudencia clínica.

Sin embargo, las voces críticas tuvieron poca fuerza ante el empuje financiero y administrativo de las fundaciones. Donaciones condicionadas, acreditaciones centralizadas y la cooptación de rectores actuaron como instrumentos para cerrar disensos. La presión institucional, combinada con la novedad de la ciencia experimental, hizo que muchas objeciones quedaran silenciadas o relegadas a espacios marginales del debate público. La reforma avanzó, a la vez, por la atracción del prestigio científico y por la fuerza del financiamiento.

El Informe Flexner no es la causa única de lo que vendría después, pero sí fue piedra angular. Consolidó un modelo de formación que produjo médicos formados para un sistema que, a su vez, encajaba bien con la expansión de la farmacología industrial y con la industrialización de la atención sanitaria. La estandarización educativa creó, inadvertidamente, las condiciones para una profesionalidad dependiente de laboratorios, equipos costosos y fármacos estandarizados: clientela natural para una industria en crecimiento.

La pregunta es moral y política: ¿la búsqueda del rigor científico justificó la pérdida de pluralismo y la captura corporativa de la salud? El informe trajo avances incuestionables —mayor rigor en la formación, consolidación de laboratorios, reducción de praxis peligrosas—; pero también produjo externalidades: homogeneización social de la profesión, marginación de saberes locales y un marco formativo que facilitaría la relación privilegiada entre la medicina institucional y la industria farmacéutica. En las aulas en silencio de una facultad cerrada, en las manos de una partera despedida, en las cocinas donde se mezclaban remedios ancestrales, quedó la huella de una puerta que se cerró.

La estación final del viaje de Flexner no es un punto sino una línea de tiempo: curvas que todavía nos interpelan. El tren que partió con su cuaderno dejó un país con menos escuelas pero más equipadas; entregó un mapa de la medicina que privilegia laboratorio y técnica. El eco de esa decisión resuena hoy, cuando volvemos a preguntar por la justicia de los sistemas de salud y por la necesidad de reinsertar la nutrición, la prevención y la pluralidad de saberes en la formación médica. En el silencio que deja la pluma de Flexner, la tarea pendiente es esa: cómo conciliar el rigor científico con la diversidad epistemológica y la responsabilidad social.

Capítulo 11: Alquimia y Destilación: La búsqueda de la quintaesencia y la pureza.

Aulas vacías y pizarras borradas. La luz del amanecer entra por los ventanales de una vieja facultad y dibuja rectángulos polvorientos sobre pupitres huecos; un conserje barre con un gesto que parece también recuperar memoria. En una mesa, un expediente sellado resume la decisión: recursos cortados, donaciones condicionadas, cartas oficiales que ordenan el cierre. El edificio huele a tiza y a papeles, y en ese olor está contenida la amputación de una tradición. Lo que para unos fue racionalización y progreso, para otros fue amputación cultural: la extirpación de escuelas que había enseñado durante generaciones una medicina plural y conectada con la vida cotidiana.

La publicación del Informe Flexner produjo un terremoto institucional cuya intensidad se mide también en cifras frías: decenas de escuelas clausuradas, programas eliminados, y una reconfiguración del mapa académico que no devolvió muchas de las funciones que antes cumplían los centros extinguidos. En la geografía educativa quedaron huecos —pueblos sin facultad regional, hospitales sin rotaciones locales, generaciones que ya no pudieron formarse cerca de su comunidad—. La cronología de la depuración es clara y rápida: inspecciones, recomendaciones, cartas con plazos; en menos de una década se disolvieron redes de enseñanza que habían funcionado en los márgenes y en el corazón del país.

Ese proceso no fue neutro: obedeció a criterios formalmente pedagógicos, pero también a decisiones de financiamiento y a la lógica de quienes tenían voz y poder en la discusión. La homogeneidad exigida por los estándares de laboratorio, la necesidad de infraestructura cara y la preferencia por modelos urbanos terminaron por concentrar la formación médica en institutos ricos y en hospitales de gran ciudad. Lo que se ganó en equipamiento se perdió en proxemia:

la medicina que atendía a los territorios fue reemplazada por una medicina centrada en centros con recursos y pacientes que podían pagar o ser transportados.

La herramienta más eficaz para cerrar escuelas fue la asfixia financiera. Donaciones condicionadas, subvenciones que exigían la creación de laboratorios costosos y la obligación de sostener programas de investigación que requerían inversión continua convirtieron a muchas facultades en inviables. Una carta de una fundación proponía: "Concedemos fondos para dotar sus laboratorios siempre que reorganicen el curriculum según los estándares propuestos; de lo contrario la ayuda será transferida a otra institución." Para rectores y juntas directivas era un chantaje sutil: aceptar la modernización —y con ello perder líneas históricas de enseñanza— o enfrentar la quiebra económica.

En reuniones cerradas se trazaron listas de beneficiarios; se determinó qué escuelas merecían inversión y cuáles debían desaparecer. Los argumentos técnicos —falta de laboratorios, insuficiente personal docente, carencia de internados hospitalarios— se intercalaron con balances que mostraban qué campus atraían donaciones y cuáles no. La técnica de asfixiar por la ruta financiera fue selectiva: muchas de las escuelas que servían a comunidades negras, rurales o a mujeres no lograron reunir el capital necesario para adaptarse a las exigencias impuestas, y sucumbieron ante decisiones que vinieron presentadas como virtud administrativa.

El resultado de esa selección tuvo efectos humanos y sociales rotundos: la reducción del acceso para mujeres y para estudiantes de color. Facultades que, por décadas, habían permitido la formación de médicas y de médicos formados en contextos marginales fueron clausuradas o subordinadas. Para muchas jóvenes aspirantes, la promesa de una carrera se hizo inaccesible; para comunidades negras, la salida de escuelas locales significó la pérdida de un sendero de movilidad y de atención culturalmente sensible.

Los testimonios que sobrevivieron a los cierres son elocuentes. En una carta de despedida, la directora de una escuela femenina explica cómo las estudiantes, que solían atender partos en aldeas y sostener dispensarios rurales, se quedaron sin plaza y sin futuro inmediato. En otra misiva, un profesor negro describe la impotencia de ver cómo su escuela "fue declarada insuficiente por criterios que miraban más al bolsillo que a la misión social". La homogeneización académica, presentada como avance científico, ocultó la profundización de desigualdades: la medicina se hizo más parecida a sí misma y menos reflejo de la sociedad plural que debía servir.

La estandarización curricular —laboratorio, anatomía, fisiología— produjo profesionales aptos para el hospital moderno, entrenados en pruebas diagnósticas y en técnicas invasivas. Este cambio tuvo, sin duda, beneficios: mayor rigor en procedimientos, desarrollo de la bacteriología, estandarización de prácticas que redujeron algunos riesgos. Pero la reforma didáctica también marginó saberes: la nutrición, la higiene doméstica, la práctica de la atención comunitaria y la medicina del trabajo quedaron relegadas a materias secundarias o desaparecieron de los planes.

La consecuencia: médicos menos formados para comprender el contexto social del enfermo. En un aula de la nueva escuela, el alumno practica una disección con precisión magnética, pero no aprende a conversar con la madre que no tiene condiciones de alimentación para dar efectivo seguimiento terapéutico a su hijo. El cambio pedagógico sistematizó conocimientos técnicos a costa de la dimensión contextual del cuidado. La profesionalización produjo competencias valiosas, pero también dejó una brecha: los determinantes sociales de la salud pasaron a ser problema de otros ámbitos, no de la formación médica.

Donde antes la dieta, el ejercicio y la disposición del hogar eran elementos centrales del tratamiento, la nueva medicina vio esas cuestiones como asuntos periféricos. La nutrición, que había sido pilar práctico enseñado en muchas escuelas regionales, perdió su lugar en el curriculum estandarizado. Clínicos formados en el nuevo paradigma prescribían intervenciones técnicas y fármacos con menor atención al vínculo nutricional y ambiental del paciente.

Los efectos se hicieron sentir en las consultas: pacientes crónicos tratados con fármacos que mitigaban síntomas pero que no alteraban condiciones subyacentes; poblaciones con problemas vinculados a vivienda y alimentación que recibían soluciones parciales. La desaparición del arte de curar —entiéndase curar como el conjunto de prácticas que integran vida, comunidad y remedios— fue silenciosa pero profunda. Se ganó precisión en la intervención, se perdió, en parte, la sabiduría del cuidado sostenido.

Frente a la amenaza del cierre, algunas instituciones optaron por reconvertirse. Escuelas que sobrevivieron lo hicieron a base de adaptaciones: renombraron cátedras, incorporaron laboratorios incluso mínimos, hicieron alianzas con hospitales urbanos y presentaron planes de reforma curricular. Fue una supervivencia forzada: muchos docentes aceptaron convertir cursos de fitoterapia en asignaturas electivas, o integrar módulos de laboratorio para cumplir requisitos y mantener la matrícula. La resignación no fue neutra; implicó pérdida de autonomía y de contenidos que no encontraban lugar en el nuevo canon.

Otras instituciones intentaron coexistir: mantener prácticas comunitarias fuera del currículo formal, sostener clínicas populares en paralelo o migrar su enseñanza a programas técnicos menos visibles. La creatividad de alumnos y maestros produjo redes de resistencia: aulas clandestinas de herboristería, bancos de semillas y encuentros vecinales para sostener saberes. Estas iniciativas, sin embargo, eran marginadas y sostenidas con escasos recursos; la lógica institucional dominante las relegó a la periferia.

La última clase de una facultad de fitoterapia apaga su lámpara. Afuera, alguien instala una placa de donación a nombre de una gran fundación; dentro, una lista de antiguos alumnos cuelga en la pared, con nombres de parteras, enfermeras y médicos que ejercieron en la comarca. El conserje cierra la puerta, deja el trapo en la mesa y pasa la escoba una última vez. La luz se va mientras, a la distancia, se sigue instalando una placa más en la fachada de una universidad moderna que recibe fondos. La modernización trajo avances y pérdidas; la pregunta, inevitable y necesaria, queda suspendida en la penumbra: ¿cómo recuperar la pluralidad, la nutrición y el arte perdido del cuidado cuando el sistema valoró por mucho tiempo únicamente la escala y la técnica?

Capítulo 12: La Secularización de la Magia: El paso del templo al laboratorio.

El despacho editorial huele a tinta fresca y a café; la máquina de imprimir ruge en el subsuelo y, a cada giro, expulsa hojas que iluminan oficinas, salas de espera y la cocina de un médico de pueblo. En el escritorio central, una pila de pruebas de imprenta espera la última firma. Morris Fishbein pasa la mano por su nuca, examina titulares y corrige una línea con la misma precisión con la que un cirujano marca un campo quirúrgico. Su figura —seca, disciplinada, siempre al paso de la noticia— domina tanto la sala como las conciencias: donde él firma, una voz pública cobra forma. La rotativa no es solo máquina; es tribunal. Las páginas que salen bajo su criterio son órdenes escritas para una profesión que busca autoridad y para una sociedad que busca certezas.

Morris Fishbein llega a la cumbre del periodismo médico con la ambición de quien entiende que la palabra impresa puede decidir carreras y prácticas. No es únicamente un gestor; se ha forjado como actor central en la transformación del periodismo médico en arma moral. Su carácter es reservado, su mirada afilada; los que lo conocieron hablan de una voluntad inflexible y de una convicción casi sacerdotal respecto a la ciencia como policía moral. La revista que dirige no es ya un compendio de estudios: es tribunal, oráculo y filtro.

Esa autoridad no le cae del cielo. Fishbein trabajó cuidadosamente la construcción de una voz que articulaba la línea oficial de la medicina científica y la convertía en ley pública de lo permitido y lo peligroso. Su poder radicaba en una conjunción de elementos: control editorial, relaciones con sociedades profesionales, influencia sobre la agenda pública y una retórica que sabía limpiar de matices las complejidades clínicas. Bajo su tutela, la editorial se transformó en fuerza que podía sacar del juego a movimientos enteros mediante el peso de la palabra publicada.

La columna de Fishbein carece de indulgencia con lo que llama "charlatanería". La táctica es clásica y eficaz: identificar un blanco, construir una narrativa que lo presente como peligro público, documentar casos extremos y generalizar la condena. El procedimiento tiene su ritual. Primero, una investigación: correspondencia, testimonios, visitas de incógnito. Luego, la exposición: serias columnas que recitan ejemplos de fraude, fotografías, frases lapidarias. Finalmente, la operación de cierre: presión pública, que se corresponde a menudo con denuncias formales ante colegios médicos o autoridades sanitarias.

La artillería discursiva de que se valía Fishbein podía ser demoledora. Un artículo en JAMA, empastado por la línea editorial, bastaba para convertir a un practicante en paria; la etiqueta de "peligroso" o "fraude" no solo manchaba su reputación sino que abría la puerta a sanciones administrativas y a campañas legales. Las historias escogidas eran dramáticas y contagiosas: testimonios de familias arruinadas, explicaciones sencillas que movilizaban la indignación pública. El periodismo, ejercido así, se transformaba en instrumento de poder disciplinario sobre el campo médico: delimitar lo admisible y expulsar lo que quedaba fuera.

El poder de una revista no vive solo de su voz moral, sino también de su economía. Fishbein entendió que la credibilidad y la caja publicitaria se alimentan mutuamente. Los anuncios que llenan las páginas no son solo ingresos; son alianzas. Los laboratorios y fabricantes de insumos sanitarios pagaban por espacio y, con el tiempo, esos vínculos comerciales tejieron una red de dependencia económica. JAMA se convertía, en la práctica, en un medio que ofrecía prestigio a sus anunciantes y confiabilidad a su público.

Este vínculo deja dilemas irresueltos: el ingreso publicitario facilita la existencia de una prensa profesional, pero también abre puertas a conflictos de interés. En despachos y comités se discutía cómo mantener independencia editorial mientras se negociaban contratos publicitarios de gran volumen. La política de la revista oscilaba entonces entre la autonomía de la pluma y la necesidad de sostén financiero; las decisiones sobre qué publicar y qué omitir, sobre qué campaña apoyar con un suplemento y qué investigación cubrir con esmero, se inscribían en una trama en la que la economía se mezclaba con la ética profesional.

La autoridad mediática fue, en muchas ocasiones, arma para neutralizar innovaciones que no contaban con la bendición institucional. Si una terapia no se ajustaba al canon dominante, si carecía de ensayos controlados o presentaba una lógica teórica extraña, la publicación podía favorecer la sospecha y demoler la circulación del nuevo. No siempre la censura fue resultado de mala fe; muchas veces obedeció a criterios legítimos de protección del paciente. Pero también hubo momentos donde la prensa organizó campañas que cerraron puertas a propuestas promissoras —por falta de espacio para debate, por la dificultad de pensar en alternativas o por la presión de actores cuyo interés se veía amenazado—.

El mecanismo operaba así: se exhibía una supuesta promesa, se buscaban casos conflictivos, se amplificaba el rechazo de autoridades médicas y se instalaba la percepción pública de peligro. El efecto era práctico: reguladores y colegios profesionales se alineaban con la narrativa y los caminos de financiamiento de la innovación se estrechaban. Investigadores independientes que trabajaban en la periferia quedaban expuestos a denuncias, auditorías y crecientes obstáculos para publicar y validar sus hallazgos. La ciencia institucional, entonces, regulaba no solo por normas sino por clima discursivo.

La caída de un profesional bajo la mirada de Fishbein no era un asunto sólo privado; era una narración pública de pérdida. Médicos denunciados perdían pacientes, colegas y, con frecuencia, la licencia. Clínicas cerraban, familias quedaban sin sustento. Las consecuencias no eran solo individuales sino sociales: comunidades enteras veían reducido su acceso a alternativas cuando quienes las practicaban eran expulsados del circuito legítimo. Se multiplicaron las historias de médicos que, tras ser estigmatizados públicamente, terminaron exiliados profesionalmente, con imposibilidad de reinsertarse en la práctica clínica formal.

Para algunos, el rigor del linchamiento mediático era una forma de proteger al público; para otros, la maquinaria fue desproporcionada, implacable y punitiva. La tensión entre la protección de la salud pública y la censura de la innovación se volvió central: ¿cómo distinguir el fraude del pensamiento legítimamente disidente? La respuesta institucional tendió a la uniformidad: mejor prevenir que arriesgar. Y así, el precio de la precaución fue a menudo la reducción del espacio experimental autónomo y la asfixia de diversidades terapéuticas emergentes.

Al hablar de redes de influencia hay que ser precisos y cautelosos: la relación entre la prensa médica, las sociedades profesionales y la industria química o farmacéutica no siempre fue explícitamente corrupta, pero sí estuvo marcada por intercambios de poder y recursos. Patrocinios de suplementos, financiación de congresos, acuerdos de publicidad y relaciones personales tejieron una red donde los límites entre asesoría científica y interés comercial resultaron borrosos. En la práctica, esa cercanía funcionó como circuito de retroalimentación: la industria podía encontrar en la publicación un canal de legitimación; la revista obtenía recursos para sostener su influencia.

A la hora de interpretar esa relación cabe evitar juicios simplistas y preferir la descripción de un fenómeno complejo: la ciencia moderna requiere recursos y la industria, legitimidad. En ese punto de encuentro, la prensa profesional actuó como mediadora. Algunos críticos insistieron en que esa mediación favoreció la priorización de compuestos sintéticos y de soluciones industriales por sobre alternativas no patentables; otros objetaron que la financiación fue necesaria para sostener la investigación científica en una escala que escuelas y hospitales solos no podrían costear. La evidencia histórica señala, al menos, la existencia de una convivencia que exigió controles claros y transparencia: sin ellos, la confianza pública se erosiona.

Fishbein entendía que el control de la narrativa era dispositivo de control profesional. Mientras la rotativa imprimía noticias, fuera de las oficinas se fraguaban campañas de desprestigio: dossiers preparados con minuciosidad, listas de doctores "no fiables", notas anónimas que circulaban por tribunales y colegios médicos. La prensa podía instrumentar procedimientos de sanción informal que terminaron teniendo efectos institucionales. El relato imponía la sospecha como principio organizador y, con él, un clima de conformidad profesional que privilegiaba la homologación.

La sala de espera de un consultorio: una señora hoy teme probar un remedio alternativo que una vez le recomendó su abuela; recordó la advertencia impresa en un suplemento médico y dobló la página. Al otro lado de la ciudad, un joven investigador cierra su laboratorio, incapaz de conseguir fondos para replicar un hallazgo inusual. La rotativa sigue girando: el nombre que firma los editoriales permanece en la cabeza de los lectores, y la línea editorial que fija qué es aceptable o excluye lo demás se prolonga más allá de una sola generación. La pregunta queda: ¿hasta qué punto la misión de proteger al paciente se convierte en instrumento para proteger intereses y cerrar la balanza del debate científico? Fishbein, como figura central, encarna esa tensión: la prensa profesional como guardián de la ciencia y, al mismo tiempo, juez que puede decretar la extinción del disenso.

Capítulo 13: El Cobre y el Cristal: La evolución de los instrumentos de botica.

El laboratorio de cristal y el electrodo que chispea. La luz que entra por el ventanal corta el polvo en finos pliegues; sobre la mesa, prismas y lentes que refractan la tarde en arcos diminutos. Al centro, un instrumento inusual: conjunto de tubos, espejos, una platina que promete movimientos imposibles. Royal Raymond Rife afina una palanca con la concentración de quien escucha un instrumento musical. Sus dedos rozan superficies frías, corrige el foco, gira un dial y espera. Hay en su rostro una mezcla de propensión científica y de artista obsesivo: la certeza de quien cree haber encontrado una manera de ver lo que nadie había visto antes.

Rife imaginó y construyó un aparato que, según sus descripciones y las de colaboradores, permitía observar virus vivos en condiciones no destruidas por la luz o por los preparados histológicos. Su microscopio —con lentes prismáticas, colimadores y una fuente lumínica especial— prometía un aumento y una resolución que los ópticos convencionales consideraban inauditos. En su laboratorio, aparatos de madera pulida convivían con piezas metálicas y con placas en las que, en silencio, se dejaban crecer colonias que muchos científicos de la época no lograban ver.

La promesa era tan seductora como herética: ver el organismo vivo en sus movimientos y transformaciones, seguir la interacción entre microbios y tejido en tiempo real. Los defensores de Rife hablaban de un "microscopio universal" capaz de revelar la "verdadera morfología" de los agentes patógenos; críticos y muchos microbiólogos advirtieron sobre la falta de reproducibilidad y sobre posibles ilusiones ópticas producidas por sistemas de iluminación no estandarizados. La tensión entre lo nuevo y lo establecido se desplegó en ese intersticio: ¿era Rife un visionario con una técnica genuina o un artesano de espejismos?

La teoría central de Rife se condensa en una idea de notable simplicidad retórica: cada patógeno tendría una frecuencia propia de resonancia; aplicando ondas electromagnéticas específicas se podría "destruir" al agente sin dañar el tejido circundante. La metáfora es musical: encontrar la nota que hace quebrar la copa. En su laboratorio, se intentó calibrar frecuencias, exponer cultivos y observar efectos directos. Algunas demostraciones en placas in vitro mostraban cambios en la integridad de colonias tras exposiciones calibradas; los tecnólogos del laboratorio anotaban tiempos, amplitudes y variantes.

En la práctica clínica, la aplicación fue más compleja. Rife y algunos colaboradores afirmaron que ciertos pacientes con tumores habían experimentado regresiones luego de tratamientos con aplicaciones resonantes. Las historias eran potentes: relatos de familias, fotografías, notas manuscritas que circularon entre círculos de simpatizantes. Pero la evidencia sufría de problemas metodológicos: no había ensayos controlados, las muestras eran heterogéneas y la documentación, en varios casos, dependía de testimonios no verificables. Para quienes buscaban pruebas reproducibles según criterios modernos, las afirmaciones quedaban cortas; para los que atendían la urgencia humana, las historias encendían esperanza.

Rife buscó validación en escenarios públicos. Sus partidarios narraron demostraciones ante comités y médicos de renombre que, supuestamente, llegaron a presenciar la "aniquilación" de microbios bajo su aparato. Algunas universidades y clínicos de la época mostraron curiosidad; otros, escepticismo. Los artículos que defendían su trabajo aparecieron en revistas de nicho y en boletines afines; los trabajos en revistas mainstream no se publicaron con facilidad.

El problema central fue la reproducibilidad. Cuando investigadores independientes intentaron replicar resultados usando equipos estándar y protocolos controlados, los efectos fueron inconsistentes. En ciencia, la reproducibilidad es el crisol de la verdad; la incapacidad de replicar hallazgos dejó a Rife en una posición frágil. Los defensores argumentaron que las condiciones exactas del microscopio de Rife —fuentes lumínicas, colimación, limpieza de lentes— eran difíciles de reproducir fuera de su taller y que por ello los fracasos fueron esperables. La comunidad científica respondió pidiendo protocolos claros, laboratorios independientes y datos que superaran el aura personal del inventor.

Donde hay promesa de sustitución de tratamientos instalados, suele aparecer interés y defensa. Las narraciones de la época y las versiones posteriores recogen intentos por parte de agentes externos de adquirir las patentes o silenciar la tecnología. Algunos cuentan ofertas de compra que Rife habría rechazado; otros relatan presiones profesionales y legales. Es habitual que historias así se tiñan de conspiración, pero hay que distinguir lo documentado de la leyenda: existen testimonios de negociaciones; menos abundan las pruebas de conspiraciones centralizadas que cerraran el proyecto.

Más contundua fue la reacción institucional: el escepticismo, sumado a la dificultad de replicación, permitió que revistas médicas, colegios y sociedades científicas marginaran la discusión. En algunos relatos se alude a allanamientos, sabotaje de equipo y destrucción de instrumentos; tales episodios han sido narrados por allegados a Rife y por historiadores críticos, pero en la mayoría de los casos la documentación es parcial y a menudo proviene de fuentes cercanas a los defensores, lo que obliga a prudencia. Lo cierto es que la tensión entre la invención y la ortodoxia institucional se hizo pública y que, en ese choque, el inventor terminó aislado.

La biografía de Rife toma entonces un giro trágico. Al declinar el apoyo institucional, desaparecer las oportunidades de prueba controlada y agotar recursos, su presencia en la escena se diluye. Laboratorios cerrados, colaboradores que se retiran, financiamiento que no llega: la progresiva erosión profesional conduce a la miseria personal. Rife desmontó aparatos, perdió documentos y vio cómo sus afirmaciones se alejaban de los círculos académicos. Para muchos de sus seguidores, el destino de Rife es ejemplo de la represión del heterodoxo; para los críticos, la caída es resultado de la falta de evidencia replicable.

Historiográficamente, su exilio no fue solo geográfico sino epistemológico. La comunidad científica de la época, reconstruida a través de actas, revistas y correspondencia, no encontró en su trabajo el soporte metodológico suficiente para integrarlo. La vida de Rife en sus últimos años —declaimada por testimonios de amigos y por el silencio de muchas instituciones— refleja la fricción entre la innovación marginal y la exigencia de estándares que la comunidad contemporánea creía imprescindibles.

Lo que queda hoy de Rife es una mezcla de piezas: fragmentos del microscopio guardados en cajones, cartas amarillentas, testimonios de pacientes y discípulos, y una biblioteca de publicaciones dispersas. En la sombra de esa memoria surgió un fenómeno: la transformación de su figura en mártir para comunidades que denunciaban la captura corporativa de la medicina y en mito tecnológico para corrientes alternativas. Aparatos basados en la idea de resonancia circulan en la periferia de la medicina: algunos como curiosidad histórica, otros como instrumentos experimentales usados fuera del circuito académico.

El balance historiográfico es prudente: Rife fue un inventor talentoso, con intuiciones sobre óptica y una capacidad admirable para diseñar aparatos; sus afirmaciones terapéuticas exigían, sin embargo, pruebas que no se consolidaron con el rigor que la comunidad científica demanda. La leyenda que lo rodea —inspirada en parte por testimonios apasionados— no puede sustituir la necesidad de documentación reproducible. Hoy, su figura suscita preguntas valiosas: cómo la ciencia trata lo marginal, qué mecanismos existen para integrar o descartar innovaciones y cómo la política, la economía y la cultura modelan la recepción de propuestas que desafían el estado del arte.

El microscopio cubierto con una tela en una esquina: a la luz del crepúsculo su silueta proyecta una sombra que parece una lengua de serpiente. Cerca, una página suelta con notas manuscritas de Rife reposa sobre la mesa; las fórmulas y los tiempos de exposición se mezclan con anotaciones personales: nombres de pacientes, direcciones y un pronto: "seguir probando". La ambivalencia persiste: hubo brillo y hubo sombra; hubo promesa y hubo falla de lazos institucionales. La historia de Rife, en su mezcla de tecnología, carácter y destino, queda abierta a la interrogación: quizá lo que se perdió fue una posibilidad legítima; quizá lo que se halló fue una puerta hacia engaños. Entre el silencio de las plazas científicas y la pasión de los creyentes alternativos queda, en todo caso, la necesidad de una historia que no idolatre ni condene sin el trabajo meticuloso de la verificación.

Capítulo 14: La Peste y el Poder: Cómo las crisis sanitarias moldearon el control estatal.

La clínica de Dallas y la sala de espera repleta. El lugar huele a té hervido, a linimento y a papel barato; sillas de metal alineadas sostienen cuerpos gastados por la enfermedad y por la espera. Las paredes están cubiertas de retratos de supuestas remisiones, diplomas impresos y recortes de prensa celosamente enmarcados. La recepción es un mostrador donde una mujer anota nombres y cobros con la destreza de quien administra una frontera: pacientes que llegaron después de haber sido rechazados, familias exhaustas que han recorrido hospitales sin encontrar alternativa. Harry Hoxsey aparece en el pasillo con la seguridad del anfitrión: charla, palmea hombros, firma frascos con letra decorosa. Su figura es la de un vendedor que se volvió médico popular, modelo híbrido de curandero y empresario clínico.

La genealogía del remedio Hoxsey se teje con relatos de campo y observaciones empíricas. La historia más difundida cuenta que todo empezó en granjas, con animales que, tras pastar en ciertas parcelas, mostraban cambios en tumores o lesiones. Relatos campesinos ataban esas observaciones a lugares: un cerro, un arroyo, una hondonada donde crecía una planta particular. Hoxsey recogió esas historias, las combinó con preparaciones de la herbolaria popular —decocciones, emplastos, cataplasmas— y afirmó haber sistematizado una mezcla que podía administrarse por vía oral y tópica.

Los ingredientes que Hoxsey empleaba forman parte de una tradición botánica extendida: raíces de sanguinaria, cortezas, truquitos locales, extractos de barbasco y ungüentos para aplicar sobre lesiones. La receta se mantuvo, en buena medida, guardada por fidelidades orales: enfermeras y ayudantes la mezclaban siguiendo instrucciones transmitidas de boca en boca. No era un laboratorio universitario lo que la producía sino ollas, calderas y paciencia. Esa procedencia confirió al remedio un aura de autenticidad popular, pero al mismo tiempo lo colocó fuera de los marcos regulatorios que exigían evidencia experimental reproducible.

La narración del origen —la observación campesina, la transmutación en fórmula— alimentó la vocación de Hoxsey: no solo vender un tónico, sino renovar la confianza de quienes habían sido desahuciados por la medicina oficial. Para muchas personas que acudían a su clínica, la historia bastaba: un remedio de la tierra contra un sistema que parecía haberlos abandonado.

La clínica de Dallas y sus réplicas llegaron, en determinadas épocas, a atender a miles de pacientes al año. La demanda no respondía solo a la eficacia real del tratamiento sino a un vacío: pacientes con diagnósticos graves, familias sin seguros o con recursos limitados, personas que habían intentado tratamientos convencionales y no habían hallado alivio o cuidados humanos. Hoxsey ofrecía algo además del tónico: una narrativa de esperanza, un trato personal y la posibilidad de intentar una vía alternativa cuando el camino oficial se cerraba.

La sala de espera, con su mezcla de dolor y expectativa, se volvió paisaje humano recurrente. Pacientes llegaban con expedientes médicos bajo el brazo, cartas de rechazo de hospitales, fotografías de lesiones y una expectativa que mezclaba hospitalidad y desconfianza. El personal de la clínica sabía manejar esa tensión: escuchaba, prodigaba palabras de aliento, administraba el té en jarras y aplicaba cataplasmas con la parsimonia de la práctica repetida. No faltaban testimonios de mejorías que circulaban con rapidez —por carta, por boca— y que alimentaban la creciente clientela.

Ese fenómeno masivo convirtió a la clínica en espacio de resistencia frente a un establishment que percibía a Hoxsey como amenaza. Su modelo clínico combinaba la atención directa, el pago por servicio y la solidaridad comunitaria: muchos pacientes relataban que podían pagar con trabajo, con trueque o con promesas diferidas. La clínica fue, para varios, último recurso y para algunos, alivio palpable.

La expansión de la práctica de Hoxsey llegó a despertar la atención de reguladores y de sociedades médicas. La Food and Drug Administration —institución encargada de la protección del público frente a productos farmacéuticos no verificados— inició acciones que culminaron en campañas públicas de advertencia, en decomisos puntuales de preparados y en presiones legales para limitar la publicidad y la comercialización de la fórmula. La narrativa oficial se centró en la ausencia de ensayos clínicos que demostraran eficacia y en el riesgo potencial de que pacientes retrasaran tratamientos eficaces para aferrarse a remedios no validados.

La confrontación tomó la forma de dinámicas ya conocidas: advertencias en medios, cartas a clínicas y regulaciones sobre comercialización. Hoxsey y sus defensores denunciaron persecución y argumentaron una postura de libertad terapéutica: personas con derecho a elegir. Para la FDA, la prioridad fue proteger a la población frente a promesas no sustentadas y prevenir daños por retraso de tratamientos. La tensión entre control sanitario y libertad individual se extremó hasta convertir la disputa en asunto público.

En los años cincuenta y sesenta la presión regulatoria incluyó también investigaciones, prohibiciones de venta por correo y restricciones al reclutamiento. La narrativa estatal apelaba a estándares de validación científica; la respuesta de Hoxsey fue apelar al testimonio y a la experiencia acumulada en su clínica. El enfrentamiento, entonces, no fue solo técnico: fue cultural y político.

Sobre la eficacia del régimen Hoxsey existe una mezcla de testimonios intensos y de evaluaciones científicas que no alcanzaron consenso favorable. Las historias de remisión —fotografías que mostran lesiones que aparentemente desaparecen, cartas de agradecimiento— tienen un peso humano innegable; no obstante, desde el punto de vista metodológico, falta la estructura de ensayos controlados, grupos comparativos y seguimiento longitudinal que la comunidad científica exige para aceptar una intervención como terapéutica.

Instituciones como el Memorial Sloan-Kettering y otros centros de investigación llevaron a cabo estudios y evaluaciones que, en general, no hallaron evidencia de eficacia convincente según estándares clínicos rigurosos. Las limitaciones metodológicas de muchos de los estudios disponibles —tamaños de muestra pequeños, ausencia de controles aleatorios, sesgos de selección— complican la lectura y alimentan el debate: ¿hubo casos de mejora espontánea, errores de diagnóstico, efectos de placebo o resultados genuinos no documentados con suficiente rigor?

El capítulo no pretende resolver la cuestión técnica; más bien describe la tensión entre dos lógicas: la de la ciencia basada en evidencia reproducible y la de la práctica empírica que valora el testimonio. Para los defensores de Hoxsey, la ciencia tradicional no supo o quiso replicar condiciones; para los críticos, la ausencia de ensayo válido es motivo suficiente para limitar su práctica. En el cruce de estas lógicas se ubicaron pacientes que debieron decidir, a menudo con urgencia y sin información completa, entre caminos inciertos.

La visibilidad de la clínica, su estilo comercial y la intensidad de las acusaciones condujeron a un clima de hostilidad mediática. Columnas sensacionalistas, reportajes que exageraban casos extremos y campañas de desprestigio construyeron una figura pública polarizadora: para unos, el charlatán que explotaba la desesperación; para otros, el sanador perseguido por un sistema cerrado. La criminalización se expresó en demandas, en procesos administrativos y en acciones judiciales que tenían el objetivo de restringir la práctica.

Hoxsey respondió con estrategias legales y de comunicación: apelaciones, campañas en radio y prensa, alardes de pacientes agradecidos. La polarización produjo un efecto directo sobre la experiencia de los pacientes: la clínica fue objeto de redadas en ocasiones, suministros incautados y la oferta de tratamientos desarticulada por medidas regulatorias. La confrontación no sólo afectó a la práctica médica sino a la vida cotidiana de los trabajadores de la clínica, muchos de ellos comprometidos con una forma de servicio que percibían como legítima.

Ante la presión regulatoria, la práctica y la clientela migraron. La fórmula Hoxsey, prohibida o limitada en los Estados Unidos, encontró refugio en clínicas fuera de la jurisdicción federal más estricta: Tijuana y otras ciudades de la frontera mexicana se convirtieron en destinos para pacientes que buscaban continuar tratamientos. La frontera, con su mezcla de regulaciones menos severas y mercados transfronterizos, ofreció un espacio donde la práctica podía continuar de manera más abierta.

Esa migración creó, a su vez, una economía de desplazamiento: pacientes que viajaban con recursos limitados, redes de apoyo informal que ofrecían alojamiento y, en ocasiones, los costos médicos más onerosos que la calidad o la regulación podrían haber evitado. La periferia sanitaria se pobló de clínicas que ofrecían tratamientos alternativos dirigidos a quienes se sentían rechazados por la ortodoxia. El trasvase a la clandestinidad no resolvió las dudas científicas sobre la eficacia ni las preocupaciones regulatorias sobre la seguridad; cambió, eso sí, el paisaje geográfico de la oferta terapéutica.

La historia de Hoxsey concluye en este punto con una mezcla ambigua: por un lado, la persistencia de una práctica que supo articular redes de esperanza y de acceso para personas marginadas por el sistema; por otro, la evidencia de que la protección pública y la necesidad de validación científica no son meras tecnicismos administrativos, sino herramientas para preservar la seguridad y evitar daños. La imagen final del capítulo es la de la sala de espera de la clínica en la frontera: una mezcla de rostros agotados, una enfermera que vierte té en vasos de papel y, en la pared, fotografías antiguas que muestran sonrisas y despedidas. La tensión entre fe y evidencia, entre experiencia y ensayo, permanece. La clínica sigue abierta en la memoria de miles; su carácter litigioso nos obliga a pensar en cómo regular, proteger y a la vez escuchar las urgencias de cuerpos que buscan alivio cuando las puertas institucionales se cierran.

Capítulo 15: El Herbario Perdido: La marginación de los saberes populares femeninos.

La enfermera y la olla humeante. Una cocina humilde, paredes encaladas que guardan calor y humedad, una mesa robusta mellada por cuchillos y por manos que vuelven y vuelven. Allí, sobre la llama que nunca apaga por completo, una olla grande exhala un vapor terroso; el aroma que libera es a raíz, a corteza, a lluvia en bosque. Rene Caisse, delantal anudado con manos que conocen enfermos y funerales, remueve con cuidado la mezcla: raíces de colores, fragmentos de corteza que burbujean en agua oscura. Pacientes entran y salen; algunos se sientan en un sillón y cierran los ojos; otros preguntan por la dosis y por la duración. La escena no es clínica fría: es intimidad en cocina, práctica de cuidado que se sostiene en la paciencia del hervor y en la escucha de una mujer que, en la penumbra del sistema, ofrece tazas humeantes como si repartiera un sacramento.

La historia pública de Essiac —Caisse al revés, reconocimiento discreto de su vínculo con la fórmula— se presentó desde el inicio como una transmisión: Rene aseguró que la receta le fue confiada por una curandera de origen ojibwa, un vínculo que otorgaba a la mezcla una genealogía comunitaria y, a la vez, una carga simbólica de legado ancestral. Esa narración funcionó como amparo frente al escepticismo: el remedio no nacía en un laboratorio comercial sino en una tradición de campo que había observado la relación entre plantas y salud durante generaciones.

Pero esa relación fue compleja y problemática. La reivindicación de origen indígena planteó inmediatamente preguntas sobre apropiación cultural, propiedad y consentimiento: ¿quién podía reclamar la autoría de un saber ancestral? Rene, que no era miembro de la comunidad que supuestamente transmitió la fórmula, asumió un papel de intermediaria

—curadora y guardiana—, afirmando que la custodia del conocimiento requería discreción y protección. Para algunos integrantes del mundo indígena, la circulación y eventual comercialización de la receta en manos ajenas fue motivo de debate: ¿se trataba de una compartición legítima o de una extracción de patrimonio intelectual sin contraprestación?

La narrativa pública tendió a simplificar: un encuentro, una transferencia, un milagro. La realidad fue menos lineal. Las fuentes orales se mezclan con versiones escritas y con la memoria selectiva de quienes participaron. Lo cierto es que la fórmula estuvo enraizada en prácticas locales y que su tránsito al ámbito público abrió cuestiones éticas que todavía resuenan: la tensión entre proteger un saber comunitario y proporcionar acceso a curas en contextos de necesidad.

La clínica de Rene no era un laboratorio académico sino un lugar de cuidado que funcionaba con un calendario íntimo. Pacientes llegaban desde lejos, muchos ya desesperados tras tratamientos convencionales; otros acudían por recomendaciones de conocidos. Rene administraba el té de Essiac con ritual doméstico: hervor prolongado de raíces y cortezas, colado cuidadoso, jarras que se guardaban en recipientes opacos para conservar el sabor y la potencia. Las dosis variaban según protocolos empíricos que ella había ido ajustando por años; el tratamiento, en muchos casos, implicaba tanto el té como ungüentos y el acompañamiento humano que la enfermera ofrecía sin factura o con tarifas simbólicas.

Los testimonios de la época hablan menos de ensayos controlados que de historias humanas: remisiones sorpresivas, alivio de síntomas, prolongaciones de la vida y, también, fracasos. En la clínica circulaba una sociabilidad que el sistema oficial no ofrecía: conversación prolongada, cuidado personal, y la sensación de ser atendido fuera del redil de la burocracia hospitalaria. Ese componente comunitario fue parte esencial del atractivo de Essiac: la fórmula era el vehículo, pero la escucha y el acompañamiento conformaban el tratamiento.

La práctica empírica, sin embargo, tiene límites. La evidencia que se generó en la clínica era en su mayoría anecdótica y vulnerable a sesgos de selección: quienes mejoraban escribían cartas de agradecimiento; quienes no mejoraban quedaban en silencio o abandonaban la narrativa. Aun así, para centenares de personas en situación de exclusión o desesperanza, la clínica representó una posibilidad tangible: un acto de cuidado con raíces en la tierra y en la experiencia directa.

El crecimiento de la atención y la notoriedad del té Essiac atrajeron la mirada de las autoridades sanitarias. A mediados del siglo XX, cuando los estados modernizaban marcos regulatorios sobre medicamentos y procedimientos, la presión para controlar la circulación de remedios no verificados se intensificó. En Canadá, el gobierno buscó en distintos momentos acceder a la receta, a fin de evaluar o regular su producción; Rene, fiel a su narrativa de custodia comunitaria, resistió solicitudes insistentes, alegando protección cultural o temor a la mercantilización.

La disputa tomó la forma de cartas oficiales, inspecciones y advertencias: la administración quería transparencias que la práctica doméstica de Rene no ofrecía. Para el Estado, la prioridad era proteger a la población de promesas no verificadas; para la enfermera, la prioridad era proteger la autonomía del remedio y, según su relato, la integridad de la tradición que lo había transmitido. La tensión entre control y cuidado se hizo pública: la prensa sensacionalizó casos, reguladores exigieron fórmula y registros, y la sociedad civil —pacientes, simpatizantes y críticos— se polarizó.

La presión no fue solo administrativa: la demanda por la fórmula aumentó, y la receta comenzó a flotar en mercados paralelos. Las recetas caseras y los equivalentes comercializados proliferaron. El Estado enfrentó una disyuntiva: intervenir para proteger la salud pública y arriesgar inmiscuirse en prácticas culturales; o permitir la circulación sin controles y exponer a la población a riesgos potenciales. Ese dilema marcó la historia subsecuente de Essiac.

Frente a la difusión pública del remedio, varias instituciones científicas realizaron análisis y ensayos con el propósito de evaluar la eficacia de Essiac. Centros prestigiosos, entre ellos el Memorial Sloan-Kettering Cancer Center, llevaron a cabo estudios que evaluaron la actividad del té y sus extractos en condiciones de laboratorio y, en algunos casos, en modelos animales. Los resultados, reportados por estas instituciones, no hallaron evidencia reproducible y concluyeron que no existía soporte científico suficiente para afirmar un efecto antitumoral según los estándares clínicos exigidos.

Estas conclusiones alimentaron la controversia. Para los defensores de Essiac, los ensayos institucionales fueron fallidos porque no respetaron las condiciones de preparación tradicional o porque interpretaron mal la naturaleza del remedio; para los críticos, la falta de resultados reproducibles fue prueba de que la práctica no superaba la evidencia anecdótica. La discusión no se cerró en laboratorios: se extendió al público y a las cortes de opinión. El resultado fue doble: por una parte, la ciencia institucional consolidó criterios que protegían a pacientes de tratamientos ineficaces; por otra, la percepción pública se volvió, en muchos casos, recelosa respecto a la autoridad científica cuando se la veía incapaz de ofrecer alternativas compasivas a quienes estaban desatendidos.

Ante la presión y las demandas crecientes, la fórmula de Essiac no pudo permanecer exclusivamente en la olla de una cocina. Con el tiempo, distintas empresas y particulares la incorporaron al mercado en formas variadas: extractos envasados, cápsulas, líneas de suplementos que llevaban el nombre de Essiac o variantes inspiradas en la receta original. La comercialización transformó la relación entre la fórmula y su contexto: de ser parte de un cuidado comunitario se volvió producto de consumo, sujeto a regulaciones, etiquetado y estrategias de mercado.

Esa transmutación tuvo costos simbólicos y prácticos. El ritual de la preparación, la paciencia del hervor, el acompañamiento humano quedaron sustituidos, en muchos casos, por envases industriales y prospectos. La potencia, para algunos, se diluía en la industrialización; para otros, la accesibilidad aumentó: personas que no podían viajar a la clínica accedían a productos comerciales. Además se multiplicaron versiones heterogéneas: no todas las preparaciones que se vendían como "Essiac" respetaban la receta original ni la calidad de los ingredientes; la desnaturalización se volvió problema de seguridad y de identidad.

El acto final fue la disolución de la figura de Rene en circuitos comerciales: al acercarse la vejez y la presión regulatoria, la propiedad del nombre y de la fórmula pasaron por manos privadas; en algunos casos, se vendieron derechos, licencias o recetas a empresas interesadas en explotar el mercado. La transformación de un saber custodiado en un activo comercial plantea preguntas morales sobre la apropiación, la compensación y la protección de las fuentes originarias.

A pesar de las controversias, Essiac dejó huellas duraderas. Para muchas comunidades, la figura de Rene Caisse es la de una enfermera que ofreció vivienda y té a quienes habían sido rechazados por el sistema. La clínica fue, para algunos, refugio y para muchos un lugar donde la dignidad del cuidado se ejercía con humildad. En tanto símbolo, Essiac se convirtió en emblema de la tensión entre medicina institucional y saber popular: un remedio que sintetiza la disputa entre evidencia y experiencia, regulación y autonomía, apropiación y reconocimiento.

La resistencia que representó Essiac no fue solo terapéutica sino también política y cultural. Comunidades, activistas y algunos investigadores continuaron defendiendo la necesidad de abrir espacios de evaluación que respetaran contextos y rituales, proponiendo metodologías mixtas que integraran evidencia clínica con escucha cualitativa. Otros abogaron por marcos legales que protegieran los saberes tradicionales ante la mercantilización, por acuerdos de beneficio compartido y por reconocimiento de la autoría colectiva.

Rene, ya anciana, vierte té en una taza mientras una paciente inclina la cabeza en señal de gratitud. No hay espectro triunfal; hay intimidad y fragilidad. La receta circula en frascos en anaqueles de farmacias alternativas, en páginas web, en volantes de ferias de salud; la memoria de la enfermera persiste en cartas amarillas guardadas en cajones. El capítulo cierra con una pregunta abierta: ¿cómo honrar la sabiduría tradicional sin dejar de exigir pruebas que protejan la vida? La respuesta no es simple. Entre la olla humeante y el laboratorio formal, entre la comunidad que cuida y el mercado que extrae, queda un camino pendiente: construir formas de diálogo que respeten origen, que protejan pacientes y que permitan que el cuidado sea, de nuevo, acto compartido y no solo mercancía.

Capítulo 16: La Industrialización del Alivio: Los primeros pasos de la producción en masa.

La cocina transformada en laboratorio. Jarras de vidrio alineadas como botellas en un barco; estantes con repollos, zanahorias y montones de hojas verdes que parecen una maleza ordenada. Un extractor apenas zumba en la esquina; una botella etiquetada con precisión reposa junto a una balanza antigua. Max Gerson, guantes en las manos, manga remangada, mide el zumo de zanahoria con la concentración de un químico y el gesto de quien ha pasado noches enteras pensando en la correlación entre un color y una cifra. No hay la blancura hospitalaria que solemos asociar a la ciencia; hay olor a tierra y verdura prensada, el carácter doméstico y ritual de quien ha decidido convertir la cocina en sitio de investigación clínica y la receta en tratado.

La génesis del método Gerson nace, como muchas búsquedas clínicas, de la urgencia personal y de la paciente observación. No era sólo curiosidad académica; era respuesta a un mal propio e ineficazmente tratado por la medicina de su tiempo. Gerson, médico formado en el ámbito convencional, atravesó la experiencia de ver pacientes y a sí mismo tropezar con límites: fármacos que aliviaban a medias, terapias invasivas que prometían algo que a menudo no se alcanzaba. La necesidad de alternativas lo empujó a experimentar con la dieta y con procedimientos que, tomados en conjunto, aspiraban a restablecer un equilibrio orgánico.

Sus primeros pasos fueron empíricos: observar que ciertos cambios alimentarios repercutían en la energía, que enemas de café parecían modular dolores y que la recuperación de algunos enfermos crónicos coincidía con la reordenación de hábitos. De esa suma de intuiciones nació un protocolo complejo que, más que dieta, proponía un régimen intensivo: jugos prensados en frío, restricciones rigurosas, enemas, suplementación mineral y un énfasis en la desintoxicación. El origen íntimo del método le dio a Gerson una convicción firme: estaba ante una vía de restauración orgánica que debía probarse y difundirse.

El núcleo de la terapia Gerson es una idea simple en apariencia y extensa en práctica: reactivar la capacidad autocurativa del organismo mediante un reordenamiento metabólico. Los principios claves que articuló fueron varios y se combinaban sistemáticamente. La dieta —vegana, de jugos frescos y alimentos naturales— buscaba reducir la carga tóxica y aportar micronutrientes fácilmente asimilables. Los enemas de café, otra piedra angular, se propusieron para estimular la función hepática y la excreción biliar, procesos que, según Gerson, estaban comprometidos en pacientes con enfermedades crónicas avanzadas. La suplementación mineral y vitamínica se diseñó para corregir deficiencias y restituir funciones metabólicas.

Gerson argumentaba, en términos fisiológicos, que muchas enfermedades graves resultaban de una acumulación progresiva de toxinas, de una insuficiencia hepática funcional y de desequilibrios iónicos que la dieta y los procedimientos adecuados podían corregir. Sus explicaciones apelaban tanto a modelos bioquímicos como a la observación clínica; no eran dogmáticas sino heurísticas: proponía hipótesis sobre el metabolismo y diseñaba prácticas para confrontarlas con la experiencia. La terapia, en suma, no era una sola intervención sino un sistema: régimen dietario, suplementación, enemas y cuidados prolongados.

Los relatos de pacientes constituyeron, junto a las observaciones clínicas, la base de la expansión de la terapia. Muchas historias circulaban con fuerza: pacientes terminales que recobraban peso, quienes experimentaban remisiones sintomáticas y familias que atribuían a la dieta prolongación y calidad de vida. Esos testimonios, presentados en cartas, fotografías y encuentros públicos, tenían una potencia emocional que la evidencia cuantitativa no puede igualar: frente a la fría conclusión estadística, una madre relataba, con voz quebrada, que su hijo había vuelto a caminar.

Pero la documentación disponible presentaba problemas: la mayoría de los registros eran series de casos, a menudo sin controles, sin asignación aleatoria ni cegamiento, y con seguimiento heterogéneo. La comunidad científica exigía, y con razón, protocolos que eliminaran el sesgo de selección y permitieran comparar la terapia con alternativas estándar. Para Gerson y sus defensores, esos criterios rígidos dejaban fuera la complejidad de un régimen que involucraba no sólo sustancias sino hábitos, apoyo comunitario y tiempo prolongado. El choque entre narrativas clínicas y criterios metodológicos se volvió central: testimonios poderosos versus demanda de replicabilidad.

En un momento de apogeo mediático y de inquietud pública, Gerson decidió llevar su caso más allá de las consultas y las cartas: llevó su método a instancias de la esfera pública. Ante comisiones y audiencias, presentó pacientes, datos y su interpretación de por qué una terapia basada en nutrición y desintoxicación merecía consideración oficial. La escena fue resonante: testimonios vivos que contrastaban con informes técnicos fríos, la emoción de familiares y la expresión profesional de un médico que desafiaba la ortodoxia.

La comparecencia ante foros públicos no produjo, sin embargo, un cambio de paradigma. Sus argumentos encontraron oídos sensibles en la opinión pública y en sectores que criticaban la centralidad farmacológica, pero las comisiones científicas pidieron pruebas controladas y replicables. El testimonio ante el Congreso mostró la tensión entre la demanda ciudadana de alternativas y la prudencia institucional: la política pública exige evidencia más allá del efecto testimonial. Aun así, aquella presencia pública consolidó la visibilidad de la terapia y marcó el inicio de un conflicto más amplio entre comunidad clínica y aparato regulador.

La recepción institucional fue en buena medida hostil. Gerson se topó con una resistencia articulada por sociedades médicas, agencias regulatorias y centros de investigación que veían en su propuesta una combinación peligrosa de promesa vaga y prácticas no controladas. Se denunciaron riesgos —sobre todo por enemas intensivos y el abandono de tratamientos comprobados— y se promovieron sanciones profesionales y administrativas. La reacción no fue solo científica; tuvo componentes políticos y económicos: la terapia no se inscribía en el modelo de intervenciones que la industria podía patentar y distribuir a gran escala.

A la acusación de falta de evidencia se sumó un clima de deslegitimación: artículos críticos, notas en medios médicos y la negativa a financiar estudios amplios que, según sus defensores, podrían haber probado o refutado sus hipótesis con mayor rigor. Gerson denunció una especie de bloqueo: la falta de recursos para ensayos que, de prosperar, habrían puesto a prueba su método en condiciones estándares. Aquí la historia toma la forma clásica de asimetría en la financiación de la investigación: lo que es rentable encuentra respaldo; lo que no encaja con esquemas de rentabilidad angustia su evaluación.

Organizaciones como la American Cancer Society (ACS) se convirtieron en voces de referencia pública en la valoración del método Gerson. Los análisis institucionales de la ACS y de otros centros concluyeron, con base en ensayos y revisiones disponibles, que la terapia Gerson no contaba con evidencia científica suficiente para ser recomendada como tratamiento contra el cáncer. También señalaron riesgos vinculados a procedimientos intensivos, desequilibrios electrolíticos y la posibilidad de que pacientes retrasaran terapias convencionales con consecuencias fatales.

Ese dictamen institucional no fue simplemente un veredicto técnico; tuvo el efecto práctico de cerrar puertas a reembolsos, a la difusión académica y a la financiación pública. Para Gerson y su comunidad de pacientes fue una batalla difícil: la ACS representaba autoridad y su pronunciamiento era capaz de disuadir a familias de probar la técnica. Para los críticos, la postura institucional fue medida de prudencia: la responsabilidad de proteger a la población frente a tratamientos no validados es un mandato ético de las agencias.

Ante las limitaciones reglamentarias en su país, la práctica se diseminó hacia espacios fuera del control institucional: clínicas en otros países, prácticas alternativas en clínicas privadas y la formación de redes internacionales que continuaron aplicando y adaptando el método. Centroamericanos, europeos y americanos que buscaban opciones experimentales viajaron a centros donde la terapia se ofrecía con mayor libertad. La migración terapéutica generó lugares de cuidado alternativos, a menudo modestos y con recursos limitados, pero con un rasgo común: la demanda desesperada por opciones cuando la medicina convencional cerraba caminos.

La continuidad del método quedó en manos de discípulos, de la familia de Gerson y de pequeños centros que sostuvieron protocolos similares en el extranjero. La persistencia demostró que, más allá de la evidencia, existía una necesidad social insatisfecha: el deseo de tratamientos que ofrecieran agencia, acompañamiento prolongado y sentido de propósito. Esta continuidad, sin embargo, también pudo exponer pacientes a riesgos y a costos económicos considerables sin garantía de beneficio.

Max Gerson se convirtió, con su obra, en figura polarizadora: para algunos, curandero improvisado; para otros, médico visionario que retó los límites de una medicina tecnocrática. Su legado es complejo. Por un lado, contribuyó a que la nutrición y el estilo de vida ganaran visibilidad en la discusión sobre enfermedades crónicas —una influencia hoy incuestionable en muchos programas preventivos—; por otro lado, su terapia como paquete específico nunca alcanzó la validación que hubiera requerido para integrarse a la práctica estándar.

Una jeringa vacía sobre una mesa de clínica y, al lado, un vaso de jugo de zanahoria. Ambos son símbolos contrapuestos —intervención farmacológica y régimen dietario— puestos sobre la misma mesa histórica. La figura de Gerson ilustra la polarización eterna: innovación contra precaución, experiencia contra replicabilidad, comunidad paciente contra la maquinaria regulatoria. La lección, quizás, está en el intermedio: la necesidad de abrir espacios de evaluación rigurosa y compasiva que permitan testear propuestas que nacen del cuidado y de la urgencia, sin perder el mínimo ético de proteger a quienes confían sus vidas a promesas que deben ser verificadas.

Capítulo 17: El Nacimiento de la Molécula: De la planta entera al principio activo aislado.

La fábrica que devora horizontes. Desde la colina la planta se extiende como ciudad: chimeneas que puntean el cielo, cadenas de talleres, depósitos que tragan carreteras. El rumor de la maquinaria se confunde con el viento y las nubes huelen a solvente. Aquella extensión no era sólo industria: era promesa de dominio técnico, cortina de legitimidad, proyecto corporativo que aspiraba a transformar la química en programa de Estado. IG Farben —el gigante que amalgamó Bayer, BASF, Hoechst y otros— no nació de la noche a la mañana; se consolidó como síntesis de ambición, tecnología y cálculo económico. Lo que la planta producía podía teñir telas, estabilizar combustibles o, con igual indiferencia técnica, convertirse en herramienta de guerra y de control social.

La década de 1920 vio, en Alemania, un proceso de concentración industrial extraordinario. En 1925 la fusión que constituyó IG Farben respondió a una lógica clara: integrar verticalmente la producción química —desde materias primas hasta especialidades— para dominar mercados y reducir la vulnerabilidad frente a la competencia internacional. La corporación se propuso controlar los insumos esenciales: tintes, fertilizantes, pigmentos, y sobre todo —con visión estratégica— materias primas sintéticas que permitieran independizar industrias enteras de la importación de recursos.

La estructura judicial y financiera que se montó fue sofisticada: un entramado de filiales, inversiones cruzadas, laboratorios propios y acuerdos internacionales que daban poder de negociación con gobiernos y ejércitos. La planta que hoy se contempla desde la distancia es resultado de esa lógica: no era sólo fábrica, sino capitalismo tecnificado. La concentración fue, además, semilla de prestigio académico: cátedras universitarias, premios y redes de colaboración con institutos de investigación que legitimaban el saber producido bajo sus techos.

Antes de que la sombra política se volviera predominante, IG Farben fue, inevitablmente, referente en innovación química y farmacéutica. En sus laboratorios se trabajó en colorantes que derivaron en barbitúricos, en compuestos que abrieron la vía a las sulfonamidas y en procesos químicos que transformaron materias primas en productos estables y reproducibles. El desarrollo de fármacos derivados de la química orgánica sintética convirtió a la empresa en pionera de la farmacología industrial: la capacidad de producir a escala y de estandarizar composiciones era, para la medicina moderna, un avance poderoso.

Ese avance científico estuvo acompañado por lazos con la academia: becas, laboratorios en campus, publicaciones compartidas. Premios y reconocimientos académicos circundaron a investigadores que trabajaron en las plantas y en los institutos patrocinados por la corporación. La ambivalencia moral aparece aquí en primer plano: la excelencia científica convivía con una lógica empresarial que buscaba patentes, mercados y ventajas geopolíticas.

La llegada del nacionalsocialismo cambió el tablero político, pero para una corporación con intereses en materia prima y armamento la oportunidad fue, en muchos sentidos, estratégica. IG Farben se integró en la maquinaria del Reich mediante contratos, programas de investigación militar y provisión de materias críticas para la reindustrialización y el rearme. El vínculo no fue accidental: el Estado requirió caucho sintético, explosivos, combustibles y químicos especializados; la corporación ofreció escala y know-how.

La relación fue de mutuo beneficio: el régimen aseguraba contratos y protección política; la empresa aseguraba provisión, investigación aplicada y ganancias crecientes. En el proceso, la práctica empresarial perdió barreras éticas que antes, en parte, podían restringirla. Lo que empezó como asociación técnica desembocó en complicidades que, con el tiempo, resultarían irreparables. La frontera entre hacer negocio y ser coautor técnico de políticas estatales agresivas se desdibujó en la lógica de la facturación y la planificación.

La presencia de científicos destacados asociados a la corporación dio a IG Farben una pátina de legitimidad difícil de atacar. Premios, publicaciones y patrocinios académicos funcionaron como escudo reputacional: ¿quién podía reprochar al progreso científico cuando los nombres más ilustres avalaban investigaciones? Ese prestigio actuó como amortiguador de sospechas y permitió que iniciativas empresariales y estatales prosperaran bajo la apariencia del interés general.

El prestigio, sin embargo, ocultó decisiones y prácticas que, en contextos menos complacientes, habrían sido objeto de escrutinio. La ciencia, entonces, no fue solo motor de innovación; fue mantel que cubrió negociaciones, acuerdos y proyectos con consecuencias humanas que iban más allá de la experimentación controlada. El brillo de ciertas medallas y de artículos en revistas especializadas terminó funcionando como justificante para una maquinaria cuya implicación política sería, años después, objeto de juicios y condenas.

Dentro de la infraestructura industrial se desarrollaron líneas de investigación que no se limitaron a curar o a teñir: la toxicología también avanzó. La búsqueda de agentes incapacitantes y de compuestos con efectos neurológicos no era una anomalía técnica sino extensión lógica de la ciencia aplicada a necesidades militares. Laboratorios trabajaron en sustancias con potencial bélico —investigaciones sobre organofosforados y otros compuestos neurotóxicos forman parte del legado problemático de la época—, y esa investigación, en manos del Estado, adquirió aplicaciones letales.

La misma capacidad de la industria para sintetizar y producir en masa transformó sustancias científicas en herramientas de guerra. Los caminos de la farmacología se bifurcaron: uno hacia la medicina curativa, otro hacia la toxicología industrial. Cuando las prioridades estatales exigieron avances que pudieran servir a fines militares, los laboratorios industriales respondieron con precisión técnica. La conversión de conocimiento en arma mostró la fragilidad ética de un saber que, sin límites, se presta a usos criminales.

La planta de Monowitz —anexa al complejo de Auschwitz— es la evidencia material más brutal de la relación entre industria y crimen. Construida para producir caucho sintético (proyecto Buna) y otros derivados, la planta se apoyó en mano de obra forzada: prisioneros deportados sometidos a jornadas inhumanas, condiciones de vida indignas y una logística que combinaba eficiencia productiva con desdén por la vida humana. Las barracas, las filas, la alimentación insuficiente y las condiciones sanitarias miserables formaron parte de un dispositivo de explotación que permitió mantener la producción en condiciones de costos reducidos.

Los registros, testimonios y juicios posteriores documentaron la complicidad de gestores y técnicos que planificaron la obra y se beneficiaron del trabajo esclavo. Monowitz no fue una anomalía: fue la cristalización de una lógica que puso la eficacia productiva por encima de la dignidad. La planta muestra, en términos concretos, cómo el capital industrial puede instrumentalizar poblaciones sometidas para mantener la línea de montaje que alimenta el mercado y el aparato de guerra.

Bajo el régimen que instrumentalizó la ciencia y la industria, la medicina dejó de ser vocación por la salud para convertirse en herramienta estatal. Proyectos eugenésicos, experimentos en poblaciones subyugadas y la normalización de prácticas de experimentación humana sin consentimiento muestran hasta qué punto la ética clínica puede ser desplazada por la lógica de la eficiencia y del control. IG Farben, como ejemplo de gran escala, ilustró cómo una corporación científica puede perder su brújula moral cuando sus fines coinciden con políticas de exterminio y explotación.

La corrosión ética tuvo actores múltiples: técnicos que racionalizaron, administradores que priorizaron plazos y beneficios, científicos que cedieron a la operacionalidad del Estado. El fenómeno no fue sólo caso de individuos malos: fue efecto de una cultura institucional que recompensaba productividad por encima de humanidad. Esa cultura dejó cicatrices profundas en la confianza entre ciencia y sociedad.

El fin de la guerra no significó el borrón total de las prácticas industriales. Aunque IG Farben fue disuelta y sus ejecutivos sometidos a juicios, la maquinaria productiva, el capital técnico y las relaciones comerciales sobrevivieron en otras formas. Las técnicas de integración vertical, las redes comerciales, la capacidad de investigación y el modelo de relación cercana con el Estado se replicaron o mutaron en nuevas configuraciones. Los principios operativos —controlar materias primas, patentar procesos, proteger mercados mediante acuerdos y filiales— se convirtieron en piezas de un oligopolio industrial global posterior.

La herencia de IG Farben no es monopolio literal de aquel tiempo, sino una lección sobre cómo estructuras corporativas pueden institucionalizar prácticas que privilegian eficiencia y beneficio frente a derechos humanos. Las empresas que surgieron de la desmembración —Bayer, BASF, Hoechst y otras— retomaron líneas de investigación y mercados internacionales, reconstruyendo capacidades técnicas que, décadas atrás, habían servido tanto para el progreso como para el abuso.

Chimeneas silenciosas, calles donde se reparan hoy gasoductos y fábricas que operan bajo nuevos nombres. En un almacén, entre cajas selladas, quedan legajos amarillentos con órdenes, planos y contratos que documentan vínculos que nadie quiso ver del todo. La ambición técnica y la escala económica produjeron avances notables; también instauraron prácticas que permitieron atrocidades. La lección es doble: la ciencia y la industria tienen poder transformador, pero ese poder exige marcos éticos, memoria crítica y estructuras de rendición de cuentas que impidan que la producción de bienestar se convierta en maquinaria de dominación. En la sombra del acero, la pregunta pervive: ¿cómo construir un saber y una industria que honren la vida en vez de instrumentalizarla?

Capítulo 18: La Patente del Espíritu: La propiedad privada sobre el conocimiento ancestral.

Las sombras del castillo se espesan al caer la tarde; las antorchas que iluminan corredores de piedra rebotan en escudos y tapices. En un despacho con ventanas que dan a un parque inglés, Heinrich Himmler camina entre mesas cubiertas de mapas, runas y libros de imprenta. Sus pasos suenan ceremoniosos: no son pasos de un burócrata cualquiera, sino de un hombre que ha decidido convertir la historia en herramienta política. En aquel espacio se reúne la Ahnenerbe, la "investigación sobre la herencia ancestral": un órgano que promete ciencia y entrega prácticas que a menudo rozan el rito. El aire huele a cera, a tinta y a una mezcla de incienso y química; allí se diseñan expediciones, proyectos, y experimentos que combinan arqueología, etnografía y una curiosidad por la biología que pronto se volverá ominosa.

Fundada formalmente en 1935 por iniciativa de Himmler y con la plataforma intelectual de académicos venidos de la prehistoria y la lingüística, la Ahnenerbe se presenta como instituto para recuperar orígenes, para "demostrar" una genealogía cultural superior y, al mismo tiempo, para explorar técnicas susceptibles de fortalecer la nación. Su nombre suena como una promesa: redescubrir ancestros, legitimar linajes, producir conocimiento que sirva de fundamento moral al proyecto racial.

Los objetivos oficiales son, en apariencia, inofensivos: expediciones arqueológicas, recopilación de folklore, estudios lingüísticos. Pero desde el comienzo la institución mezcla lo académico con lo esotérico. Se financian viajes a lugares remotos, se recopilan mitos y se piden "pruebas" físicas de una continuidad que la ideología requiere. La ciencia se instrumentaliza para confirmar narrativas predispuestas: lo que se busca no es entender la complejidad humana sino extraer datos útiles para una política de identidad.

La Ahnenerbe, en su génesis, bebe de fuentes variadas: la teosofía, el ocultismo europeo y grupos como la Sociedad Thule que ya habían cultivado una mezcla de mito y etnicidad. Estas corrientes ofrecían una cosmología alternativa, una genealogía mítica que servía bien a quienes querían un pasado que legitimara supremacías. Himmler y sus consejeros retomaron símbolos, relatos y prácticas ritualicas; los bosquejos de expedición a veces son más parecidos a peregrinaciones iniciáticas que a proyectos científicos convencionales.

Esa sinergia no es sólo estilística. La teosofía aporta conceptos —raza espiritual, jerarquías ocultas— que la Ahnenerbe reformula en términos "científicos". En los informes internos se mezclan referencias arqueológicas con alusiones a energías ancestrales y supuestas capacidades perdidas. La frontera entre investigación y ceremonia se vuelve permeable; académicos serios se ven tentados o cooptados a participar en una empresa que mezcla prestigio, financiamiento estatal y la promesa de descubrir algo que trasciende las disciplinas.

Las runas y los sigilos no son adorno: funcionan como lenguaje simbólico que articula una estética de autoridad. Himmler carga con la convicción de que la recuperación de símbolos arcaicos dará cohesión emocional a su proyecto. Los estudios de runas se presentan como desciframiento de saber olvidado; las expediciones arqueológicas se convierten en búsqueda de reliquias que confirmen genealogías. El uso ritual de esos signos sirve asimismo para cohesionar grupos: ceremonias privadas, discursos y publicaciones que legitiman una narrativa que mezcla orgullo nacional con sentido de misión.

La construcción de autoridad a través de símbolos tiene efectos concretos en la academia y en la administración: quienes trabajan en la Ahnenerbe reciben reconocimiento distintivo, acceso a fondos y puestos de prestigio. La autoridad simbólica se traduce en recursos materiales y en voz para definir lo que es "verdad" histórica. El saber deja de ser critico y abierto; se torna funcional a una política que requiere fundamentos míticos para justificar exclusiones y privilegios.

La Ahnenerbe no limita su interés a la arqueología. Se crean divisiones que exploran parapsicología, estados alterados de conciencia y prácticas que hoy calificaríamos de "ciencia de frontera". Se financian experimentos con sujetos humanos, se testean sustancias que supuestamente abren canales perceptivos y se investigan técnicas de sugestión y condicionamiento. La mezcla de parapsicología y farmacología mística se presenta como intento de ampliar las capacidades humanas; en la práctica, abre una puerta a prácticas que vulneran todo principio ético conocido.

Expediciones a lugares remotos traen de vuelta rituales y plantas que se prueban en laboratorios. Algunos informes hablan de intentos de modular la voluntad o favorecer estados de sumisión como herramienta de control. Las prácticas no se limitan al laboratorio: hay ensayos que implican sujetos en contextos de coerción, una situación que, cuando se combina con un aparato del Estado dispuesto a instrumentalizar conocimiento, resulta peligrosísima.

En los cuadernos técnicos de la Ahnenerbe aparecen proyectos que intentan fusionar genética, endocrinología y farmacología para "mejorar" características humanas. Hormonas, compuestos esterilizantes y pruebas de manipulación reproductiva se discuten como posibles instrumentos para moldear poblaciones. El objetivo explícito es construir "poblaciones aptas" según criterios raciales: la idea de una biología que pueda dirigir la herencia social se vuelve política de Estado.

Estos proyectos tienen consecuencias concretas: protocolos de esterilización química, experimentos en poblaciones sometidas y selección de técnicas que no buscan curar sino alterar la capacidad reproductiva de grupos enteros. La Ahnenerbe aporta aquí un saber que, lejos de ser científico en sentido humanista, se convierte en tecnología de exclusión. La instrumentalización de la biología para fines racistas revela la degradación ética de lo que debería haber sido investigación biomédica al servicio de la salud y no de la supremacía.

Entre los asesores de Himmler figuran astrólogos y místicos a los que se consulta en decisiones de ritmo y símbolo. La práctica resulta inquietante: líderes que toman en cuenta informes de expediciones arqueo-esotéricas y, simultáneamente, recomendaciones astrológicas para fijar calendarios de campaña o actos ceremoniales. La presencia de consejeros esotéricos en los márgenes del poder revela la hibridación entre cálculo frío y fe ritual.

No es solo anécdota: la astrología y la consulta esotérica funcionan como catapulta emocional para decisiones que requieren legitimación mítica. Himmler busca no solo eficacia técnica sino legitimidad simbólica; apela a ceremonias, signos y estrellas para dar sentido a políticas que, de otro modo, se enfrentarían a cuestionamientos morales. La astrología, en este contexto, deja de ser práctica privada y se vuelve componente de un aparato de poder que se alimenta tanto de datos como de ritos.

Los círculos que rodean a Himmler recogen mitos esotéricos como el del "Vril" —una supuesta energía liberadora— que alimentan fantasías de potenciación humana. Aunque muchas de estas ideas provienen de literatura oculta y no de investigación empírica, su poder simbólico es enorme: proponen la posibilidad de una energía que legitimarían nuevas tecnologías de control y, sobre todo, dan alimento a la ilusión de una ciencia que puede trascender los límites humanos.

La retroalimentación del poder se produce cuando estas narrativas místicas reciben recursos, logística y personal. Lo que en un ámbito cultural es folclore se vuelve en manos del Estado programa: expediciones a buscar reliquias, laboratorios para investigar "energías" y proyectos que mezclan técnica y mito. La promesa de encontrar un "secreto" que habilite superioridad moral o física alimenta decisiones que degradan el ethos científico, sustituyendo la prudencia por la fascinación.

Las consecuencias prácticas de esa conjunción entre ciencia instrumentalizada y misticismo político son terribles. Bajo el manto de la investigación se perpetran experimentos en prisioneros, se justifican políticas de esterilización y se normaliza la experimentación humana sin consentimiento. Los archivos y los testimonios posteriores muestran cómo la Ahnenerbe y organismos afines sirvieron de plataformas para prácticas que violaron los derechos más básicos: cuerpos convertidos en material de laboratorio, sujetos usados como chacras de prueba para hipótesis perversas.

La transformación de la búsqueda del conocimiento en aparato de dominio no es accidente sino proceso. Etapas burocráticas, acuerdos secretos y complicidades científicas produjeron una máquina cuyo fin ya no era descubrir la verdad sobre el pasado sino instrumentalizar el pasado para edificar políticas raciales y proyectos de ingeniería social. La "alquimia moderna" que pretendía transmutar el humano en proyecto superior se tornó en industria de la muerte y la degradación.

En un salón vacío del castillo sobre la mesa quedan mapas amarillentos, una pluma de tinta reseca y una estatuilla de una runa que nadie quiere mirar. El eco de pasos desaparece y la piedra recuerda. La Ahnenerbe, como ente, deja un legado de destrucción intelectual y humana: una advertencia sobre lo que ocurre cuando la ciencia se pierde de su brújula ética y se coloca al servicio de ideologías de dominación. La conclusión no es sólo histórica: es normativa: la protección de la autonomía humana, la supervisión ética de la investigación y la memoria crítica son anticuerpos necesarios frente a la posibilidad de que lo técnico vuelva a hacerse aliado del totalitarismo.

Capítulo 19: El Gigante de Hierro y Química: El auge de las grandes corporaciones.

Los barracones como laboratorios. La imagen que se impone no es la de mesas con matraces y pizarras iluminadas, sino la de pasillos alineados, luces desnudas y camillas donde cuerpos reducidos a números aguardan procedimientos que no piden consentimiento. El campo funciona a la vez como fábrica y como repositorio de sujetos disponibles: cuerpos apropiados para ensayo. Allí la química y la técnica encontraron una materia prima cruenta y despojada de derechos. Lo que en otros lugares habría sido objeto de debate ético se volvió rutina administrativa en hojas de cálculo y órdenes selladas. La ciencia, en ese contexto, dejó de preguntar por el bien y empezó a consultar sólo por la eficacia.

Pensar Auschwitz como laboratorio exige aceptar una deformación del ideal científico: el experimento ya no se orientaba hacia la ampliación responsable del conocimiento sino hacia la obtención de datos por cualquier medio. Prisioneros sanos fueron seleccionados para evaluar toxicidad y tolerancia; enfermos fueron inducidos a estados que permitieran estudiar respuestas a fármacos; heridas fueron provocadas para probar antisépticos. La logística del campo—transporte, alojamiento coercitivo, listas, horarios—se convirtió en soporte para protocolos que habrían sido impensables fuera de la coacción total.

Los investigadores tuvieron acceso a un repertorio sin parangón: sujetos humanos sin posibilidad de retiro, condiciones replicables en escala industrial, y la impunidad que ofrece un Estado que prioriza otros fines. Esa combinación produjo una máquina experimental en la que la evidencia se arranca a la carne y a la dignidad. Los documentos que sobreviven —informes, correspondencia, órdenes— trazan la ruta administrativa que convirtió la vida humana en objeto de laboratorio.

Un capítulo documentado y recurrente es el de las pruebas con sulfamidas y derivados arsenicales. Ante la necesidad militar de encontrar tratamientos para heridas sépticas y la infección de extremidades, se procedió a evaluar compuestos en condiciones extremas: heridas abiertas infectadas deliberadamente para evaluar la eficacia de sulfonamidas, comparándolas con distintos antisépticos y técnicas de desbridación. Las notas de campo hablan de dos objetivos simultáneos: proteger a las tropas frente a infecciones y optimizar dosis y combinaciones químicas.

Las consecuencias clínicas fueron atroces: muchas heridas se agravaron a propósito para medir respuesta, amputaciones se usaron como variables de observación y la ausencia de analgesia y de respeto al sufrimiento definieron la práctica. Los resultados –cuando se buscan en informes técnicos– aparecen fríos y numéricos: tiempos de supuración, tasas de sobrevida, reacciones adversas. Tras esos números hay rostros que testificaron el dolor, la impotencia y la violencia institucional. Los juicios de posguerra y los testimonios de sobrevivientes pusieron rostro y nombre a esos ensayos, documentando la violación extrema de principios mínimos de la ética médica.

La investigación química que en otros laboratorios apuntó a optimizar compuestos para la industria también fue aplicada a fines militares: el desarrollo de agentes nerviosos de la familia de los organofosforados tuvo ecos en la infraestructura científica alemana. Estos compuestos —cuyas fórmulas y nombres técnicos se preservan en archivos de investigación— eran objeto de estudio tanto en las fábricas como en programas militares; su capacidad de producir parálisis respiratoria y muerte los volvió objeto estratégico.

En el ámbito de los campos hubo registros de pruebas y estudios relacionados con toxicidad y modos de exposición. La frontera entre ensayo militar y crimen está trazada por el uso: cuando un compuesto es probado en prisioneros para documentar efectos letales o incapacitantes, la investigación deja de ser búsqueda de conocimiento para convertirse en práctica instrumental de destrucción. Los informes técnicos que describen curvas de dosis y tiempos de exposición conviven en los archivos con las historias de aquellos que no sobrevivieron a la prueba.

En los archivos y en las memorias del periodo circulan referencias a intentos de manipulación mediante agentes diversos, entre ellos el fluoruro. La evidencia sobre uso sistemático del fluoruro para "sumisión" masiva es objeto de debate historiográfico: hay documentos que indican experimentos con sustancias que alteraban la conducta o reducían resistencia, testimonios que mencionan intentos y hipótesis que no siempre se sostienen con pruebas concluyentes.

La prudencia historiográfica exige separar hechos documentados de narrativas que han circulado con fuerza simbólica. Sí existe evidencia clara de intentos de manipulación por sustancias y procedimientos coercitivos en distintos programas; sin embargo, la interpretación precisa de cada sustancia y propósito requiere análisis detallado de fuentes, contexto y cadena documental. Lo que no admite discusión es la voluntad de experimentar con la materia humana para producir estados alterados y facilitar procesos de control: la ética fue arrasada por la instrumentalización de la vida.

La manipulación de la reproducción y la experimentación sobre la fertilidad tuvieron un lugar oscuro en la retórica y la práctica del régimen: pruebas de esterilización, ensayos de compuestos que afectaban funciones endocrinas y estudios para controlar la capacidad reproductiva fueron desarrollados con ambiciones eugenésicas. Se probaron mezclas hormonales, se evaluó la respuesta a compuestos que podían reducir o alterar la fertilidad y se experimentó con procedimientos que tenían como objetivo final la modificación de la demografía.

Los sujetos —mujeres y hombres— fueron sometidos a pruebas que quebraron su posibilidad de decidir sobre su cuerpo. Los testimonios de víctimas y las actas de instituciones posteriores muestran procedimientos de esterilización forzada y experimentos en los que se administraron compuestos sin consentimiento; la denominación popular de "sopa de estrógenos" resume, con crudeza, la instrumentalización de la biología reproductiva como herramienta de ingeniería social. Estas prácticas no son hipótesis: forman parte de un conjunto de crímenes documentados que combinan ciencia y coerción.

El fenómeno toma sentido cuando se pregunta por la complicidad científica: ¿cómo aceptaron investigadores y técnicos convertir la experimentación en recurso carcelario? Las respuestas no son simples. En algunos casos hubo convencimiento ideológico; en otros, incentivos profesionales, presiones jerárquicas y la sed de acceso a materiales y equipos. La burocracia, con sus órdenes y formularios, normalizó la violencia: una solicitud de material químico circulaba como un documento administrativo más, y la distancia entre el acto técnico y su efecto humano se diluía en la rutina.

La deshumanización fue proceso cultural e institucional: se administró anestesia ideológica, se transformó el sujeto en número y la vida en variable experimental. Los científicos que participaron actuaron en contextos que recompensaban obediencia y rendimiento; algunos se justificaron después como obediencia a órdenes, otros intentaron borrar huellas. La responsabilidad colectiva, sin embargo, no puede reducirse a la figura del verdugo aislado; es producto de estructuras que permitieron y favorecieron la transgresión.

Sobre la historia de los experimentos en los campos planean también interpretaciones de orden simbólico y esotérico, que han circulado en relatos críticos de la biopolítica. Estas lecturas sostienen que las técnicas aplicadas no eran solo instrumentales en sentido físico sino que aspiraban a fracturar la integridad del sujeto: despojar memoria, identidad y voluntad para producir individuos manejables. La idea aparece en testimonios y en análisis culturales que leen los procedimientos como intentos de intervención en lo que podríamos llamar el "umbral de la subjetividad".

Es imprescindible señalar que esas líneas interpretativas mezclan hechos con metáforas poderosas; ayudan a pensar la dimensión simbólica del horror, pero requieren prudencia. La historia empírica demuestra que los experimentos fueron brutales y maquiavélicos; las lecturas esotéricas, en tanto metáforas interpretativas, nos advierten sobre la pretensión de controlar no solo el cuerpo sino la persona entera. Ambas perspectivas —documental y simbólica— se complementan en una comprensión más amplia del crimen.

Las consecuencias humanas no caben en cuadros estadísticos. Sobrevivientes cargan cicatrices físicas y secuelas psicológicas. Familias perdieron seres y generaciones enteras quedaron estigmatizadas. Los juicios de posguerra, la apertura de archivos y las comisiones de memoria intentaron asignar responsabilidades, documentar hechos y poner nombre a víctimas y verdugos. La justica reparadora fue parcial; la memoria, ruidosa y exigente, reclamó archivo y testimonio.

Hoy, la historia de la experimentación farmacológica en campos como Auschwitz funciona como lección: la ciencia que se aísla de principios éticos, supervisión y derechos humanos se vuelve peligrosa. Los archivos y testimonios—páginas de tribunales, declaraciones de víctimas, legajos industriales—nos obligan a no olvidar que la investigación científica no es neutral cuando se practica en contextos de coacción. La memoria obliga a instituir salvaguardas: consentimiento informado, comités éticos, transparencia y derechos del sujeto. El recuerdo de las víctimas exige que esos principios no sean meros formalismos.

Una mesa de tribunal donde un expediente viejo se abre y las letras impresas se vuelven voz; en la sala, un anciano que fue testigo apunta sus dedos hacia el papel y describe lo que vio. Afuera, las chimeneas del antiguo complejo permanecen en el horizonte como señal ambivalente: industria, ciencia, ruina. La historia de esos experimentos reclama que la ciencia nunca vuelva a ser instrumento de deshumanización y que la vigilancia moral y ciudadana sea permanente para impedir que la búsqueda del conocimiento tolere, siquiera por cálculo utilitario, el sacrificio de la dignidad humana.

Capítulo 20: La Estandarización del Cuerpo: El paciente convertido en dato estadístico.

El contenedor sellado y el olor del gas. Un barril metálico envuelto en etiquetas, precintado con cuidado, reposa en un almacén con temperaturas controladas. Su superficie muestra la pátina de la industria: soldaduras, manijas, un rótulo con instrucciones técnicas. La cámara desciende hasta el sello y, por un instante, parece que ese objeto inerte concentra la capacidad de transformar el mundo: un instrumento técnico cuyo uso decide la frontera entre vida y extinción. El hedor metálico que algunos recuerdan no es sólo olor químico; es el recuerdo de una decisión histórica sobre cómo se usaría una tecnología. Esta es la historia de cómo un fumigante agrícola se convirtió en instrumento industrial de aniquilación.

Zyklon B nació en la lógica industrial de control de plagas: era una formulación práctica para fumigar granos, desinsectar buques, controlar piojos y prevenir el contagio de epidemias en almacenes y hospitales. Su principio activo, el cianuro de hidrógeno (HCN), ya conocido por la toxicología, se adsorbía en un soporte —granulado o pellets sobre una matriz absorbente— que liberaba el gas al exponerse al aire. La industria farmacéutica y química de la primera mitad del siglo XX desarrolló procesos para producir y empaquetar el compuesto de forma que fuera transportable, estable y eficaz en su propósito agrícola.

La cadena técnica detrás del producto era simple y eficiente: síntesis del compuesto, impregnación sobre un carrier, envasado con instrucciones de uso y distribución a clientes civiles. La transición hacia el uso humano homicida no fue un salto mágico sino una concatenación de decisiones políticas y logísticas: instalaciones diseñadas para la fumigación pasaron a servir como cámaras; procedimientos de ventilación que aseguraban la evacuación de gas se emplearon para ocultar el asesinato; la maquinaria de distribución industrial permitió abastecer un programa de exterminio a escala, con la misma disciplina administrativa con que se abastecía un mercado de cosechas o textiles.

El trayecto del producto desde la fábrica hasta la cámara implicó a actores corporativos concretos. Empresas como Degesch (Deutsche Gesellschaft für Schädlingsbekämpfung), que produjo y patentó formulaciones comerciales, y distribuidores como Tesch & Stabenow, aparecen en los registros como eslabones decididos de la cadena. Estas empresas fabricaban para mercados civiles; sin embargo, sus canales de distribución y la persistencia de pedidos por grandes cantidades llevaron a que el suministro llegara al sistema carcelario y a los campos.

Tras la guerra algunos directivos y distribuidores fueron juzgados por colaborar conscientemente en la provisión sabiendo el uso final que se hacía. Un juicio notable, realizado en Hamburgo en 1946, procesó a responsables de una empresa distribuidora por su papel en el abasto de Zyklon B a centros de exterminio; las sentencias ilustraron que la cuestión legal no era solamente la producción de químicos ni la venta per se, sino la conciencia y la contribución a un proyecto de destrucción humana. Al mismo tiempo, el hecho de que no todos los actores corporativos fueran juzgados o condenados enseña la complejidad de atribuir responsabilidad en cadenas industriales extensas.

La industrialización del asesinato descansó en una racionalidad de proceso. Zyklon B ofrecía ventajas para quien buscaba eficiencia: era relativamente barato, fácil de transportar, permitía disponer de "lotes" de víctimas de manera sistemática y, técnicamente, su acción era rápida y poco aparatoso. Logística y escala se combinaron: se planificaron horarios, se coordinó transporte de personas bajo eufemismos administrativos, se diseñaron instalaciones con sistemas de entrada y salida que simulaban duchas, y se organizó la eliminación de cuerpos con la cadena de producción que la industria conocía bien: recepción, procesamiento, refrigerio, disposición.

Esa mecanización implicó un terror administrativo. La muerte dejó de ser suceso individual para convertirse en proceso repetible, auditado y optimizado. Las instrucciones técnicas —cómo abrir latas, cómo airear, cómo ventilar las cámaras después de su uso— estaban escritas en documentos que, cuando se encontraron, parecieron fríos manuales de procedimiento. La frialdad del lenguaje técnico no atenuó la monstruosidad del acto; la aumentó al convertir la aniquilación en tarea industrial.

La producción y el uso de Zyklon B no se sustentaron sólo en la técnica; requirieron la aceptación de redes administrativas, la colaboración de cuerpos técnicos y el silencio de quienes procesaban las órdenes. Ingenieros que diseñaron sistemas de ventilación, contables que validaron compras, oficiales que firmaron remitos y directivos que autorizaron envíos: la operación demandó una multiplicidad de roles que, sumados, disolvían la responsabilidad individual en la burocracia. Las decisiones empresariales —continuar la producción, responder a demandas de clientes estatales sin indagar su destino— combinadas con la coacción estatal, produjeron una complicidad en cadena.

El hecho de que numerosas facturas, albaranes y cartas comerciales documentaran envíos masivos es prueba documental. Los jueces y los historiadores han utilizado estos papeles para reconstruir la ruta del crimen: la contabilidad y la logística sirven como huella que liga la manufactura química con la ejecución masiva. La pregunta moral que emerge no es nueva: ¿hasta qué punto la obediencia administrativa o la búsqueda de beneficio eximen de la obligación de escrutinio sobre el uso final de un producto?

En ciertos discursos críticos y simbólicos, el genocidio químico se ha leído como culminación de la pharmakeia pervertida: la técnica de administrar sustancias que prometen alivio reorientada a la aniquilación. Textos apocalípticos y voces esotéricas han utilizado la metáfora de Babilonia, la ciudad que seduce con mercancías fatales, para entender cómo una economía tecnificada puede convertir la vida en insumo descartable. Estas lecturas no sustituyen la investigación documental, pero ofrecen un marco interpretativo que capta la dimensión cultural y espiritual del horror: la conversión de la química de la vida en tecnología de la muerte.

Esa sombra simbólica advierte sobre un riesgo continuo: cuando la industria ocupa el lugar central del sentido social, y la producción técnica se legitima sin preguntas éticas, se abre la puerta a la instrumentalización de la vida humana. Las imágenes apocalípticas evocan el peligro de convertir la técnica en religión civil que normaliza cualquier medio por su eficacia.

Tras la guerra, los juicios de Núremberg y otros procesos buscaron documentar responsabilidades y sancionar crímenes. El peso de las pruebas —documentos, testimonios de sobrevivientes, órdenes de mando— permitió condenas en varios casos. Sin embargo, la complejidad jurídica y política hizo que no todos los actores fueran juzgados con la misma severidad; algunos ejecutivos corporativos evitaron castigo pleno, fueron reintegrados a roles industriales o recobraron estatus profesional en procesos de reconstrucción económica.

La memoria del genocidio químico se ha visto además atacada por negacionismos que buscan relativizar pruebas, cuestionar testimonios o reinterpretar documentos técnicos. Frente a ellos, la documentación archivística, los registros de fábrica y el testimonio de sobrevivientes actúan como antídotos: archivos abiertos, museos y procesos judiciales constituyen la defensa epistemológica contra la distorsión de la verdad histórica. La pantalla de la técnica no debe borrar la evidencia viva de lo humano.

La historia de Zyklon B obliga a reflexionar sobre límites de la técnica y sobre la responsabilidad empresarial. No se trata de demonizar la química ni la producción industrial, sino de afirmar que la capacidad técnica sin controles éticos, sin transparencia y sin responsabilidad social puede ser letal. La lección es doble: regular y vigilar las cadenas productivas con herramientas legales y auditorías independientes; y, sobre todo, mantener la dimensión moral en la formación y en la cultura empresarial. La ciencia y la industria deben incluir en su epísteme la pregunta fundamental: ¿para qué sirve este conocimiento y quién paga el precio de su aplicación?

Un cajón contiene un albarán con el sello de una empresa, una factura con cantidades y una lista de destinatarios. Junto a esos papeles hay una carta arrugada: la fotografía de un niño no identificado, una madre que no volverá y una fecha. La técnica y la administración aparecen juntas en esas hojas, y la apelación final es a la memoria: nunca reducir la vida humana a contabilidad ni permitir que la producción técnica se desligue del examen moral. En la vitrina del museo, un cilindro cerrado recibe la luz del mediodía; sobre su superficie, una placa recuerda a las víctimas por su nombre. La ciencia, advierte esa placa, tiene la obligación de servir a la vida; si abdica, la historia muestra, con brutal claridad, el costo que paga la humanidad.

Capítulo 21: El Marketing de la Salud: Cómo se crean necesidades químicas.

El tren partía con olor a caucho y papeles húmedos. Compartimentos llenos de maletas y expedientes, rostros que no se parecían a héroes ni a villanos, sino a técnicos agotados que guardaban en sus bolsillos el conocimiento que alguien, en alguna mesa de despacho, iba a necesitar. Algunos miraban por la ventanilla como si el paisaje borrara la noche reciente; otros consultaban mapas de rutas atlánticas y listas de correspondencia. El regreso práctico —el retorno de manos que sabían cómo producir cosas valiosas para la modernidad— fue menos épico que burocrático: trenes a puertos, embarques discretos, permisos revistos. No todos los que volvían lo hacían con la etiqueta de condenados. La geopolítica de posguerra reescribió prioridades: la justicia, en la hora de la reconstrucción y del nuevo antagonismo Este-Oeste, se trocó con frecuencia por la conveniencia estratégica.

Las salas de Nuremberg fueron, para la historia, el escenario donde se intentó poner un límite moral al uso de la ciencia y la industria para el crimen. Alegatos, documentos, testimonios y fotografías buscaban mostrar la cadena que unía decisión política, capacidad técnica y ejecución. En esos procesos se juzgaron ejecutores, comandantes y, en algunos casos, gerentes. Se extrajeron responsabilidades: hubo condenas por complicidad en crímenes contra la humanidad, por explotación de mano de obra esclava y por suministro consciente de medios letales.

Sin embargo, la justicia tuvo límites. Los juicios penalizaron a individuos, testimoniaron crímenes, pero no siempre pudieron desarticular las redes económicas que habían posibilitado la maquinaria del horror. Las empresas, como entidades complejas y difusas, dejaron huecos jurídicos: balances, filiales, contratos internacionales que no se reducían a la figura de un solo acusado. Los procesos aportaron verdad y retribución parcial; no desarmaron por completo el entramado económico que había alimentado la guerra.

Mientras los jueces enviaban veredictos a las salas, en despachos distantes otros mapas de riesgo y oportunidad se desplegaban. La Guerra Fría reordenó la jerarquía de amenazas y convirtió el conocimiento técnico en arma de negociación. La prioridad estratégica pasó a ser el tiempo de reacción ante la Unión Soviética, la incorporación de capacidades científicas y la reconstrucción industrial que asegurara posiciones geopolíticas. En ese clima, las condenas y privaciones de finales de década vieron reparos: indultos, liberaciones anticipadas, flexibilización de sanciones. Lo que había sido delito para una justicia de ocupación comenzó a medirse también con la regla del interés nacional.

La decisión de poner a disposición experiencia técnica era, desde la mirada realista del Estado, comprensible: se trataba de obtener ventaja en carreras estratégicas —de cohetes, de química, de energía— que prometían definir el siglo. El costo moral fue alto y polémico: víctimas que esperaban reparación, comunidades que preguntaban por la coherencia entre castigo y reapertura de actividades, y una memoria pública herida que veía cómo algunos responsables volvieron a ejercer influencia profesional. La lógica de la emergencia —la del enemigo común que justifica alianzas incómodas— clausuró, en muchos casos, la exigencia de exhaustiva rendición de cuentas.

En puertos y aeródromos —posadas administrativas del pragmatismo— llegaron grupos de científicos y técnicos que fueron reclutados por programas secretos y no tan secretos. Operaciones como la denominada Paperclip organizaron traslados, documentos y colocaciones en universidades, laboratorios militares y empresas privadas. El objetivo era claro: incorporar know-how en rocketry, química, medicina o física que acelerara programas nacionales de defensa y exploración.

Los recién llegados encontraron, en muchos casos, plazas estables: contratos en instalaciones estatales, cargos en institutos de investigación, y la posibilidad de volver a ejercer sin la etiqueta de paria. Algunos contribuyeron a avances que hoy se cuentan como hitos tecnológicos; otros se integraron a redes cuyos contornos éticos debían evaluarse con más tiempo y distancia. La transferencia fue técnica y también cultural: junto con manos y know-how se trasladaron prácticas de organización industrial, modos de gestión y rutinas de trabajo que moldearon la posguerra.

Las plantas demolidas y los hornos apagados renacieron bajo nombres y estructuras nuevas, pero con continuidad funcional. Filiales reorganizadas, fusiones, compras de activos y la reutilización de infraestructura permitieron que capacidades industriales persistieran. Donde hubo IG Farben, por ejemplo, se armaron nuevas compañías que heredaron no sólo instalaciones sino también redes de negocio, carteras de clientes y personal especializado. El saber técnico, los manuales de proceso y los circuitos de producción no se pierden con facilidad; se reciclan, se reinventan y sirven para reconstruir mercantiles robustas.

Esa reconstrucción no es conspiración, es lógica económica: la experiencia, el capital físico y la organización productiva son valiosos y buscados por estados y mercados. El problema ético aparece cuando la continuidad se produce sin memoria crítica ni reparación: instalaciones que habían sido teatro de explotación y crimen volvieron a operar sin un balance público que reconociera el pasado y estableciera condiciones reparadoras.

Una lección práctica de la contienda fue la eficacia del secretismo y la compartimentación. Los modelos de trabajo por capas, con información distribuida sólo a quienes "necesitaban saber", probaron ser eficientes industrialmente y atractivos para la seguridad estatal. Esa forma de organizar la información trascendió el conflicto y se filtró a la administración corporativa: departamentos cerrados, acuerdos de confidencialidad, units de investigación con acceso restringido. El secreto, que había sido instrumento militar, encontró usos comerciales y reglamentarios.

La continuidad de ese enfoque generó costes democráticos: transparencia limitada, archivos fragmentados, y una cultura corporativa que protege reputaciones y activos antes que esclarecer culpas. En el presente, esa práctica dificulta la labor de historiadores y víctimas que buscan reconstruir itinerarios documentales. La compartimentación operativa convirtió la verdad en puzzle y la memoria en tarea arqueológica.

Muchos de los que regresaron o fueron reclutados no terminaron en la marginalidad: ocuparon cátedras, consejos de empresas, puestos de dirección y comisiones de control. Las puertas giratorias entre academia, industria y administración facilitaron la reinserción y, en algunos casos, la capacidad de influir en políticas públicas. La integración en estructuras de poder fue, para sociedades en reconstrucción, síntoma de normalización: expertos que podían aportar al desarrollo fueron incorporados a tramas de decisión.

Esta integración plantea preguntas sobre legitimidad y transparencia: ¿debe una sociedad aceptar la reinserción de actores sin un proceso público de reparación y rehabilitación? ¿cómo equilibrar la necesidad de talento con la exigencia de memoria y justicia? Las respuestas no son sencillas, pero la experiencia histórica muestra que la normalización puede ocurrir a costa de silencios que, con el tiempo, erosionan la confianza social.

Décadas después, el legado de estas decisiones se presenta como memoria fragmentada: archivos incompletos, testimonios dispersos, empresas reconfiguradas que reclaman no ser las mismas de antaño. Para las víctimas y sus descendientes, la continuidad industrial y la reinserción de responsables fue y sigue siendo dolor: la justicia quedó a medias, las heridas no cerraron y la sensación de impunidad persistió.

Para los Estados, la decisión fue cálculo geopolítico; para parte de la población, fue traición moral.

Historiadores y activistas han trabajado desde entonces para recomponer tramas: localizar documentos, abrir archivos, promover comisiones de verdad. El camino es arduo: la destrucción deliberada de papeles, la clasificación prolongada y la dispersión documental complican la tarea. Pero la insistencia por la memoria no cesa: museos, memoriales y proyectos de archivo buscan poner luz donde hubo sombras administrativas. El reconocimiento público se ha convertido en forma de reparación simbólica; no siempre alcanza, pero es indispensable.

La historia del indulto post-guerra no es sólo relato de maniobras estratégicas; es advertencia. La tensión entre seguridad y justicia, entre pragmatismo y memoria, plantea dilemas que las democracias modernas siguen resolviendo: ¿qué precio pagar por la experiencia técnica? ¿qué obligaciones de memoria y reparación tienen los Estados que priorizan utilidad sobre castigo? El capítulo no ofrece respuestas fáciles, pero deja constancia de una tesis: los atajos pragmáticos que ignoran la justicia dejan secuelas que afectan la confianza social y la integridad moral de las instituciones.

El tren regresa: en uno de los compartimentos, un expediente con nombres y direcciones permanece cerrado; en la mesa, un periódico anuncia la reconstrucción industrial; en los andenes, las familias de las víctimas aguardan reconocimiento que tardará en llegar. La política que mira al futuro no puede hacerlo de espaldas al pasado; cualquier proyecto de nación que aspire a ser justo debe integrar memoria, verdad y reparación en su arquitectura. Solo así la técnica podrá servir sin convertirse en excusa para la amnesia moral.

Capítulo 22: La Píldora del Orden: Medicación y productividad en la vida moderna.

Los despachos de poder huelen a madera pulida, periódicos doblados y a la ceniza lenta de puros caros. En uno de esos cuartos con vistas a la capital, mapas plegados y carpetas con banderillas rojas, Allen Dulles contempla la silueta distante de su enemigo imaginado: el comunismo que secuestra voluntades. No piensa en bombas sino en mentes; no en explosiones sino en lealtades. La Guerra Fría ha convertido la seguridad nacional en laboratorio de posibilidades sin escrúpulos. Frente a la ventana, una nota mecanografiada confirma el encargo: explorar técnicas para obtener información, para proteger agentes, para contrarrestar lo que se supone que el adversario ya practica. La decisión se decreta en tono administrativo el 3 de abril de 1953; lo que sigue es un proyecto con cientos de brazos que tocará los recovecos más íntimos de la experiencia humana.

A inicios de los cincuenta la sensación es de urgencia: prisioneros que supuestamente han sido "reeducados", tácticas de interrogatorio que convierten las resistencias en confesiones, informes inquietantes sobre técnicas de coacción. En Washington, los servicios de inteligencia se convencen de que no basta con armas convencionales; hace falta dominar la conducta y la información a un nivel más sutil. En ese clima, la Agencia Central de Inteligencia, bajo la dirección de Dulles, autoriza una línea de investigación que pretende compilar, sintetizar y probar agentes químicos, biológicos y radiactivos capaces de modificar conducta y obtener datos. La autorización, administrativa pero decisiva, abre la puerta a lo que el tiempo llamará MKUltra.

El programa surge presentado como respuesta a una amenaza estratégica. La retórica oficial invoca la seguridad nacional: desarrollar "suero de la verdad", métodos de interrogatorio no coercitivo, técnicas para la desorientación y el control de rehenes. Detrás de esa fachada se instala una cultura organizativa que privilegia resultados rápidos y operaciones compartimentadas, donde el secreto deja de ser excepción para volverse régimen.

Los objetivos declarados cubren un amplio catálogo: inducir confusión en enemigos, neutralizar defensas psicológicas, desarrollar técnicas que permitan obtener información sin recurrir a la tortura visible, o crear capacidades de "desprogramación" en agentes capturados. Pero la línea entre protección y abuso es fina; la instrumentalización de la ética se hace visible cuando la urgencia deja de ser argumento y deviene excusa. Sujetos humanos —a veces reclutados, otras veces no— pasan a ser materiales de laboratorio en nombre de un interés colectivo que no se debate públicamente.

La erosión ética se produce en etapas: primero la legitimación por contexto, luego la compartimentación del conocimiento y finalmente la deshumanización del sujeto experimental. Lo que comienza como búsqueda de técnicas defensivas deriva en protocolos que ignoran el consentimiento informado y normalizan la exposición a riesgos psicológicos severos. La defensa de la nación se convierte así en justificación para prácticas que vulneran libertades básicas.

MKUltra no fue un único experimento sino una constelación de 149 subproyectos que abarcaron desde farmacología hasta parapsicología. La CIA repartió fondos a universidades, hospitales, instituciones psiquiátricas y laboratorios privados mediante contratos opacos y organizaciones intermediarias para ocultar la fuente real. Cada subproyecto tenía mandato parcial: probar una droga, explorar técnicas de privación sensorial, evaluar el potencial de la hipnosis en condiciones extremas, investigar "dispositivos" tecnológicos de influencia.

La fragmentación operativa fue deliberada: mantener a cada actor lo suficientemente informado para cumplir su tarea sin conocer el cuadro mayor. Ese diseño facilitó eludir control interno y la supervisión externa: la redundancia burocrática y la dispersión de responsabilidades crearon una cortina administrativa que protegía la iniciativa de escrutinios. Lo que se logró en la práctica fue una red de experimentación descentralizada, con métodos y objetivos heterogéneos y con escasos frenos éticos.

Universidades y hospitales, necesitados de financiamiento tras la guerra, se convirtieron en receptores de fondos que en muchos casos llegaron con instrucciones parciales o a través de fundaciones tapadera. Investigadores académicos, tentados por recursos abundantes, aceptaron proyectos sin conocer en detalle la procedencia de los fondos ni la totalidad de las metas. La autonomía universitaria sufrió una erosión sutil: la necesidad de aparatos caros y la tentación de liderar descubrimientos marginales crearon condiciones para que la ciencia oficial se abriera a colaboraciones cuyo contexto estratégico era opaco.

Esa instrumentalización de la academia dejó marcas duraderas: confianza erosionada, prácticas de investigación condicionadas por financiamiento y una lección amarga sobre lo frágil que puede resultar la independencia científica ante incentivos estratégicos extraordinarios.

No todos los subproyectos fueron cuestiones de farmacología o neuroquímica; algunos orientaron su atención a técnicas de manipulación reputacional, operaciones psicológicas y armas cognitivas destinadas a producir comportamientos aberrantes en individuos seleccionados para desprestigiar a opositores o desestabilizar movimientos. La investigación buscó mapear la vulnerabilidad humana: cómo la desorientación prolongada, la manipulación de credibilidad y la exposición a narrativas falsas podían quebrar la cohesión social.

El uso de la investigación para operaciones de guerra psicológica plantea una cuestión democrática: convertir herramientas científicas en armas contra la opinión pública o contra líderes rivales rompe la línea que separa defensa legítima de la manipulación política. Cuando la ciencia se emplea para difundir desinformación o para condicionar percepciones colectivas, la propia esencia de la deliberación pública queda en riesgo.

El sistema de MKUltra se sustentó en la ocultación. Fondos discrecionales, órdenes no escritas y la creación de organizaciones interpuestas hicieron que el programa escapara a supervisores formales: comités, ética institucional y congresistas. La cultura de la ocultación se consolidó como modus operandi: no solo se ocultaban objetivos, sino también resultados y efectos adversos. Cuando la maquinaria falló —como sucedió en varios episodios con víctimas que sufrieron daños— la respuesta institucional fue minimizar, reubicar archivos o declarar secreto.

La normalización del secreto institucional tuvo un coste: la pérdida de rendición de cuentas. La investigación responsable requiere transparencia y contrapesos. En su ausencia, la experimentación se puede transformar en abuso sistémico.

A la larga, MKUltra dejó huellas visibles y costes humanos: individuos que sufrieron secuelas psicológicas, procedimientos que vulneraron derechos y una mancha en la reputación de la investigación en sociedades democráticas. Las revelaciones de los años setenta —audiencias, investigaciones mediáticas y comisiones parlamentarias— arrojaron luz sobre prácticas que hasta entonces se habían mantenido en penumbra. El orden de destrucción de expedientes en 1973 complicó la asignación de responsabilidades, pero no pudo borrar testimonios y documentación dispersa.

El balance final es doble: la advertencia sobre la seducción de la técnica sin límites y la demanda de instrumentos de reparación y transparencia. MKUltra enseña que la seguridad nacional no puede ser excusa para anular la dignidad individual y que la investigación en humanos exige marcos éticos inviolables. La historia reclama, para las democracias, no solo la verificación y la revisión histórica, sino la institucionalización de lechos de protección —comités de ética, leyes de consentimiento, canales de denuncia seguros— para que la ciencia nunca más se convierta en arma contra quienes confían en ella.

Capítulo 23: El Laberinto de las Patentes: La guerra legal por el acceso a la vida.

La mesa quirúrgica y los frascos en fila. La habitación donde Sidney Gottlieb trabaja no es un laboratorio de investigación pública: es un despacho con orden, archivadores y un pequeño banco de ensayo que limita la distancia entre la técnica y la operación secreta. Gottlieb se mueve con la precisión de quien ha sido formado en química y en burocracia: metódico, pulcro, con la convicción de que la eficiencia técnica es instrumento de seguridad. Sus manos mezclan sustancias como quien arma piezas de un mecanismo; su objetivo no es la fama académica sino la eficacia operativa. Allí se diseñan protocolos que, en apariencia, prometen proteger a la nación; en la práctica, inauguran una época en que la química y la clandestinidad se encuentran en el mismo laboratorio.

Sidney Gottlieb fue químico y funcionario, figura discreta del aparato que desarrolló prácticas de manipulación de la conducta durante la Guerra Fría. Tenía la formación técnica que le permitía evaluar compuestos, calibrar dosis y diseñar procedimientos de administración; tenía, además, la cultura institucional de quien cree que el secreto y la operación táctica justifican los medios. No era un inventor de ideas éticamente neutrales: su tarea consistía en concretar órdenes que provenían de arriba y en desplegar recursos humanos y químicos para producir resultados. En su biografía se mezcla profesionalismo riguroso y una fría adhesión a la misión que le había sido encomendada.

Tras evaluar variantes de agentes farmacológicos, Gottlieb llegó a la conclusión de que el LSD —un compuesto sintético descubierto décadas antes y distribuido por laboratorios europeos como Sandoz— ofrecía propiedades singulares: podía inducir estados de desorganización cognitiva, vulnerabilidad sugestionable y efectos psicotomiméticos que, en teoría, facilitarían la extracción de información o la desorientación de objetivos. La decisión de priorizar el LSD respondió a una lógica instrumental: era potente en pequeñas dosis, relativamente fácil de aprovisionar y capaz de producir alteraciones profundas en la percepción.

El programa obtuvo cantidades del compuesto mediante intermediarios y contratos discretos; el acceso al LSD permitió desplegar experimentos en distintos escenarios, desde clínicas hasta entornos clandestinos. La confianza de Gottlieb en el potencial del ácido galvanizó una fase intensiva de pruebas que buscaron convertir aquel hallazgo químico en instrumento operativo.

Entre los subproyectos más infames que asumió Gottlieb y su equipo figura Operation Midnight Climax, operación que utilizó casas seguras como laboratorios humanos improvisados. En barrios urbanos se alquilaron o se dispusieron residencias donde, con la colaboración de terceros, se reclutaba público —a veces a través de redes de prostitución— para encuentros en los que, sin su conocimiento, individuos eran sometidos a dosis de LSD y observados por agentes que vigilaban desde habitaciones contiguas con espejos unidireccionales.

Los objetivos aparentes eran pragmáticos: ver cómo reaccionaba un individuo bajo la sustancia en condiciones sociales reales, evaluar la vulnerabilidad a la sugestión y probar métodos de interrogatorio o inducimiento de cooperación. Las casas fueron equipadas con observación remota, registros y personal que anotaba reacciones. Para quienes fueron víctimas de estas prácticas, la experiencia fue humillante, chocante y, en algunos casos, causó secuelas psicológicas duraderas. La operación mostró, de forma nítida, la transformación de espacios privados en laboratorios clandestinos: la técnica sustituía el consentimiento por la eficacia.

La historia registra también la autoexperimentación dentro de la órbita de MKUltra. Gottlieb y algunos colaboradores tomaron dosis ellos mismos o probaron protocolos en entornos controlados para calibrar reacciones, tolerancias y efectos colaterales. La autoexperimentación funcionó a varias velocidades: como búsqueda de conocimiento práctico —calibrar una dosis, medir un tiempo de reacción— y como forma de validar ante los superiores la factibilidad de métodos.

Es un rasgo típico de proyectos de frontera: la fascinación por el objeto lleva a que quienes lo manejan se vuelvan a la vez operadores y sujetos. La mezcla de curiosidad científica y operación clandestina generó prácticas en las que el riesgo personal fue parte del método. Ese involucramiento directo no mitigó las consecuencias; en ocasiones las amplificó, porque la normalización del uso entre los operadores rebajó los umbrales de cautela cuando se aplicaron los protocolos a terceros.

Uno de los objetivos declarados era hallar una "sustancia de la verdad": un agente farmacológico que, al administrarse, hiciera aflorar la información verdadera con mínima resistencia. La experiencia mostró que el LSD y otros psicotrópicos no producían una extracción fiable de la verdad. En lugar de confesiones coherentes, los sujetos experimentaban disociaciones, relatos fragmentados, falsos recuerdos y estados delirantes que hacían la información obtenida poco confiable. La realidad se impuso a la idea: la farmacología alteraba la experiencia y no garantizaba la veracidad deseada por los operadores.

Más allá de la ineficacia táctica, los efectos adversos fueron severos para algunas víctimas: episodios de pánico, brotes psicóticos, secuelas prolongadas y daño moral. La búsqueda del suero de la verdad mostró la arrogancia técnica de creer que la química podía sustituir métodos humanos de investigación, y dejó en evidencia que la mente no es un depósito de datos extraíbles al antojo.

Una consecuencia metodológica inquietante fue la tendencia a construir perfiles manipulables: a partir de la observación de reacciones farmacológicas y de la manipulación del entorno, se elaboraron modelos simplificados del comportamiento humano —caricaturas instrumentales que asumían la previsibilidad de reacciones bajo estímulos químicos y sociales—. Esas representaciones sirvieron para diseñar protocolos de intervención y, en algunos casos, operaciones de desinformación.

El problema epistemológico de estas caricaturas era que deshumanizaban al sujeto científico: lo reducían a conjunto de variables modificables, ignorando la complejidad contextual y ética de toda intervención sobre personas. La práctica operativa terminó por institucionalizar una forma de pensar la mente como sistema susceptible de ingeniería rápida, una visión que empobreció la comprensión humana y justificó procedimientos que vulneraron derechos.

Las revelaciones sobre MKUltra y prácticas como Operation Midnight Climax afloraron décadas después. A partir de los años setenta, investigaciones parlamentarias, audiencias públicas y la presión de víctimas y periodistas forzaron la apertura de archivos y una revisión crítica. El costo humano de las prácticas clandestinas se hizo visible: personas dañadas psicológicamente, familias que exigían respuestas y una sociedad que debía confrontar la certeza de que su agencia de inteligencia había traspasado límites éticos fundamentales.

Gottlieb, ya mayor, fue objeto de críticas públicas y privadas; el programa se convirtió en emblema de los excesos de seguridad y de la fragilidad del consentimiento en contextos de secreto. Las demandas legales y las audiencias públicas contribuyeron a documentar hechos; sin embargo, la destrucción de muchos expedientes por orden administrativa en 1973 dificultó la asignación completa de responsabilidades y la reparación integral de las víctimas. La exposición pública dejó un legado: la necesidad de controles institucionales más fuertes, normas de ética de investigación y mecanismos de transparencia que impidan que la seguridad se convierta en cobertura para el abuso.

La figura de Sidney Gottlieb encarna la ambivalencia de la tecnocracia: un químico capaz de diseñar procedimientos sofisticados y, al mismo tiempo, de normalizar su aplicación en contextos donde falta el consentimiento. El LSD, en manos de la investigación clínica ética y controlada, abrió caminos importantes en la comprensión de la mente; en manos de un programa secreto orientado a la manipulación produjo daños y abusos. La distinción del contexto es decisiva: la técnica, por sí sola, no es ni buena ni mala; su sentido lo da la ética, la transparencia y la finalidad.

Una mesa donde quedan frascos vacíos, notas tachadas y una hoja de informe marcada como "reservada". Afuera, la ciudad prosigue su ritmo; adentro, quedan las huellas de experimentos que intervinieron en la intimidad humana sin pedir autorización. En los años posteriores, movimientos por la defensa de los derechos humanos y códigos éticos de investigación reforzaron barreras contra la instrumentalización clínica. La lección, tan amarga como imprescindible, es que la técnica aplicada sin límites morales puede convertir la promesa del alivio en herramienta de coerción. La pregunta que queda es normativa: ¿cómo diseñar instituciones que permitan la innovación científica y, al mismo tiempo, protejan la dignidad humana de usos indebidos? La respuesta requiere vigilancia ciudadana, marcos legales firmes y una cultura científica que ubique a la persona siempre antes que el resultado.

Capítulo 24: Ciencia vs. Ganancia: El conflicto ético en la investigación clínica.

El Instituto Allan y las voces en bucle. Un pasillo aséptico lleva a salas donde, detrás de puertas cerradas, se escuchan grabaciones que se repiten como un latido artificial; en una de esas cámaras, un aparato rudimentario toca una cinta hasta el agotamiento, y en otra, camas alineadas muestran huellas de una estancia prolongada. Donald Ewen Cameron camina por esos corredores con la calma de un académico acostumbrado a la autoridad; sus palabras resuenan en conferencias y artículos, su prestigio en sociedades psiquiátricas le abre puertas. Lo que para la institución se anuncia como ciencia de vanguardia —la promesa de "reiniciar" la mente humana para curar las esquizofrenias y traumas— para muchos pacientes constituye la experiencia de una pérdida irreversible: del lenguaje, de la memoria, del yo.

Cameron llegó a ocupar premios y presidencias; su figura pesaba en la psiquiatría norteamericana y sus ideas tenían el aval de academias. Esa autoridad institucional facilitó que proyectos extremos recibieran recursos y se interpretaran como investigación legítima: su historial —publicaciones, cargos, prestigio— generó una confianza que, cuando menos, merecía un escrutinio riguroso antes de aprobar intervenciones experimentales sobre seres humanos. Era, en apariencia, la voz de la solvencia científica; en la práctica, su estatus sirvió para expandir procedimientos que hoy calificamos de transgresores.

La formulación teórica de Cameron parte de una metáfora radical: si la personalidad está "patronizada" por conexiones aprendidas y recuerdos, un borrado controlado permitiría reconstruir una trama nueva y más sana. El método que diseñó —bautizado como "depatterning"— combinó intervenciones destinadas a desorganizar la estructura psicológica del sujeto para luego intentar una reprogramación. No fue una técnica unitaria sino un paquete de procedimientos que actuaban en conjunto con la pretensión de "romper" y "reconstruir".

En la práctica, el procedimiento implicó la aplicación reiterada de estímulos que desarticulaban la memoria y la coherencia narrativa del paciente, seguidos de exposiciones reiterativas a mensajes grabados con la intención de imponer nuevos patrones. Las consecuencias humanas de esa formulación fueron profundas y, para muchos, devastadoras: la pérdida de recuerdos, la incapacidad para sostener una vida social y la anulación de rasgos fundamentales de la identidad personal.

Entre los elementos más notorios de la práctica de Cameron estuvo el uso combinado de estados farmacológicos de mínima reactividad y de estímulos eléctricos cerebrales intensos. Pacientes eran conducidos a estados de enletargamiento profundo durante periodos prolongados y, en paralelo, sometidos a múltiples sesiones de estimulación encefálica que, en su intensidad y frecuencia, excedían las prácticas aceptadas en tratamientos legitimos de la época. El objetivo, según los protocolos, era desorganizar los patrones de pensamiento para facilitar la "reconstrucción".

Los efectos clínicos se manifestaron con brutal claridad: confusión severa, amnesia anterógrada y retrógrada parcial o total, incapacidades para realizar actos de la vida diaria y, en no pocos casos, deterioro cognitivo persistente. Los relatos de pacientes y familiares describen la experiencia como una fractura en la continuidad de la vida: noches que se borraron, voces propias que ya no retornaban, habilidades perdidas sin posibilidad de recuperación plena.

La etapa de "reconstrucción" implicaba la repetición mecánica de mensajes grabados que se reproducían en bucle —lo que Cameron denominó "psychic driving"— con la pretensión de reimplantar frases, hábitos y reacciones. Las cintas contenían desde instrucciones sencillas hasta exhortaciones morales y afirmaciones simplificadas: una especie de nuevo guion para la mente disuelta. Los pacientes, vulnerabilizados por el estado de desorganización impuesto, eran expuestos a estas grabaciones durante largos periodos, en muchas ocasiones sin haber otorgado un consentimiento informado en el sentido que hoy exigimos.

La técnica confundía apego terapéutico con imposición. En lugar de sostener procesos de reconstrucción dialogada y respetuosa, el método procuraba implantar mensajes desde el exterior; el sujeto se veía reducido a receptor pasivo y la experiencia de la cura se transformaba en un acto de condicionamiento. La eficacia observada fue, como en otras partes del experimento, heterogénea y a menudo acompañada de daños colaterales significativos.

Acompañando a las intervenciones farmacológicas y eléctricas, se aplicaron protocolos de privación sensorial: aislamiento, oscuridad, silencio prolongado y restricción del contacto social. La finalidad declarada era disminuir interferencias externas para facilitar el "reset". En la práctica, la privación acentuó la desintegración: sin referentes externos, la mente se retrae o se fragmenta, la orientación temporal se pierde y la capacidad de anclaje autobiográfico se pulveriza. Los informes de quienes vivieron estos periodos hablan de confusión extrema, desesperación y de una fragilidad psicológica que dejaba a muchas personas sin recursos para recomponer su vida aun después de finalizado el tratamiento.

Los protocolos de aislamiento multiplicaron el sufrimiento y redujeron la posibilidad de una recuperación guiada por el acompañamiento. Donde la medicina debería haber actuado con prudencia, se ejerció una forma de experimento que instrumentalizó el silencio como herramienta de control.

En el contexto internacional posterior a la II Guerra Mundial, se habían formulado principios éticos claros que reclamaban consentimiento informado y prohibían la experimentación no consensuada. Sin embargo, en muchos de los casos estudiados bajo la batuta de Cameron, el marco se vulneró: los pacientes no fueron plenamente informados de los riesgos, los objetivos y las alternativas, y en ocasiones fueron remitidos desde instituciones con menor capacidad de defensa frente a procedimientos experimentales. La contradicción entre los códigos éticos emergentes y la práctica clínica observada en los programas de Cameron se volvió flagrantemente visible.

El debate ético que se suscitó —posteriormente amplificado por demandas, investigaciones y procesos judiciales— subrayó una lección dolorosa: la reputación institucional y el prestigio científico no sustituyen el requisito moral del consentimiento y de la protección de quienes acceden a tratamientos en situación de vulnerabilidad. Las víctimas reclamaron reparación y reconocimiento, y la sociedad se enfrentó a la necesidad de aprender a no repetir conductas que permitieran la experimentación sin controles.

El legado de Cameron es controvertido y fragmentado. Hubo defensores que insistieron en que las intenciones fueron terapéuticas y en que la búsqueda de soluciones para trastornos que devastaban vidas entregaba cierta legitimidad a la experimentación; hubo, en cambio, una mayoría de voces críticas que subrayaron la ausencia de rigor metodológico, la falta de respeto por la autonomía y la gravedad de los daños infligidos. Las demandas judiciales, las investigaciones y la apertura de documentos revelaron que muchos protocolos financiados por agencias públicas —con fondos que terminaron siendo vinculados a programas secretos— se condujeron con omisiones éticas inaceptables.

En términos clínicos, la experiencia mostró que la noción de "borrado" y "reprogramación" como cura era una simplificación peligrosa. La personalidad y la memoria no son circuitos fácilmente restituibles mediante procedimientos mecánicos; las intervenciones intensas sobre la mente pueden producir daños irreparables que la ciencia y la medicina deben evitar a toda costa.

La historia de Donald Ewen Cameron y del depatterning es advertencia para la ciencia contemporánea. La búsqueda legítima de nuevos tratamientos debe sustentarse en protocolos que respeten la autonomía, la dignidad y el débito ético con los sujetos de investigación. La técnica puede abrir posibilidades de alivio, pero también puede convertirse en instrumento de ruina cuando se practica sin transparencia ni control. La memoria de quienes sufrieron estos procedimientos reclama no sólo reconocimiento y reparación, sino la institucionalización de salvaguardias que impidan que la investigación médica vuelva a sacrificar personas en nombre de la hipótesis.

Un cuarto donde quedó una grabadora y varias cintas enmarañadas; en una de ellas, una voz lejana repite una frase que busca reconstruir un equilibrio perdido. En la penumbra, una mano tiembla al apagar el reproductor. La técnica, recordamos, no es neutral: puede sanar o destruir. La ética debe ser la lámpara que guíe su aplicación.

Capítulo 25: La Globalización del Remedio: El impacto de la industria en el sur global.

La noche que quebró la confidencia. Un chalet junto al lago Deep Creek: humo de leña, conversaciones en voz baja, hombres que beben whisky y celebran una temporada de decisiones secretas. Entre ellos, Frank Olson camina con la mirada fatigada de quien carga con conocimiento que pesa. Es científico del Cuerpo Químico del Ejército y su trabajo —sobre agentes biológicos y tácticas de guerra— lo ha puesto en contacto con asuntos que la nación prefiere mantener tras cortinas. Esa noche de noviembre de 1953 no es una reunión cualquiera: hay brindis, karaoke de elegidos y la sensación de camaradería que a veces antecede a la traición. Un vaso pasa de mano en mano; nadie anuncia lo que contiene. Para Olson, lo que comienza como una indisposición leve se transforma en un crescendo de ansiedad.

Frank Olson no era un técnico menor: su labor le daba acceso a instalaciones, cultivos y protocolos sensibles. Conoce la lógica del riesgo y también la de la obediencia: el aparato militar y de inteligencia valora la disciplina tanto como la pericia. Olson, sin embargo, va acumulando inquietudes. La frontera entre investigación responsable y experimentación militarizada le duele; sus conversaciones con colegas revelan dudas que, a ojos de la agencia, resultan incómodas. En el contexto de MKUltra y proyectos afines, su posición lo sitúa en un lugar peligroso: suficientemente informado como para alarmarse, lo bastante integrado como para no salir sin pagar un costo.

La noche en Deep Creek se recuerda en testimonios con una mezcla de detalle cotidiano y de vértigo moral. Se sirvió un cóctel; alguien, según relatos publicados y memorias, introdujo LSD en una copa sin informar al destinatario. Esa práctica —administrar psicodélicos sin consentimiento— no era excepcional en los círculos secretos de la época: Gottlieb y su equipo habían probado modalidades diversas de dosificación encubierta para evaluar reacciones. Olson tomó la bebida y, horas después, comenzó a experimentar una ansiedad aguda, pánico y desorientación. Testigos cuentan su súbita transformación: el hombre reflexivo se vuelve agitado, sin control; pide ayuda; más tarde, es llevado de regreso a Washington con expresión de profundo malestar.

Las descripciones posteriores de familiares y colegas comparten una misma tonalidad: Olson ya no se sentía cómodo con la línea que seguía su trabajo; la experiencia de la noche actuó como detonante que intensificó su angustia. Diez días después de aquel impulso, la tragedia mayor sucede.

El 28 de noviembre de 1953, Frank Olson muere al caer desde la ventana del décimo piso del Hotel Statler Hiltons en Nueva York. La noticia se difunde con la versión oficial que registra el hecho como suicidio. Para la familia, la explicación es insuficiente: el hombre que había sido transportado en condiciones de crisis semanas atrás no parecía encajar en la figura de quien decide desprenderse de la vida. Las reacciones inmediatas mezclan estupor, incredulidad y la certeza de que hay piezas del rompecabezas que no se han mostrado.

La escena del hecho, la atención del personal del hotel y los primeros reportes forenses quedan pronto en manos de una investigación oficial que, desde el inicio, resulta esquiva: documentos clasificados, voceros cautelosos y la ausencia de una narrativa pública amplia. La familia, inicialmente proporcionada con aquella explicación oficial, tarda en conseguir los elementos para comprender lo sucedido.

Lo que siguió fue un entramado de silencio institucional y de manejo discreto de la información. La CIA, protegiendo sus métodos y sus fuentes, no ofreció inicialmente explicación completa sobre el incidente en Deep Creek; la agencia mantuvo en reserva documentos relevantes, y algunos archivos fueron clasificados. Con el paso de los años —cuando la trama de MKUltra comenzó a filtrarse— quedó claro que la administración de sustancias sin consentimiento fue práctica codificada en ciertos subproyectos y que el aparato no manejó con transparencia el caso de Olson.

Además, hubo decisiones que complicaron la reconstrucción: informes parciales, la remisión de asuntos a canales internos y, más decisivo aún, la destrucción de muchos documentos a principios de los setenta por orden administrativa. La decisión de destruir archivos —un gesto de la maquinaria del secreto que el propio establecimiento justificó por la necesidad de seguridad— borró rastros esenciales y dificultó la verificación plena de responsabilidades.

Fue apenas hasta mediados de los años setenta, en la ola de controversias que siguieron a Watergate y a investigaciones legislativas sobre actividades de inteligencia, que el caso Olson reapareció en la esfera pública. Comisiones del Congreso, periodismo de investigación y denuncias familiares pusieron en la mesa la relación entre el programa de control de la mente, la administración de LSD sin consentimiento y la muerte de Olson. Las audiencias expusieron prácticas que hasta entonces habían permanecido en la sombra, forzando a la agencia a reconocer, en parte, su participación en experimentos con drogas y a admitir la existencia de programas secretos como MKUltra.

La presión pública tuvo efectos: audiencias, informes parciales y una más amplia demanda por transparencia que empujó a la investigación del caso. Fue el momento en que la historia de la experimentación clandestina dejó de ser rumor para convertirse en problema político y moral.

El acto de destruir expedientes administrativos —ordenado por la dirección de la agencia en 1973, según registros— constituyó un cierre documental que dificultó la búsqueda de verdad. La ausencia de papeles dejó muchos eventos sin traza directa y obligó a historiadores y tribunales a reconstruir hechos a partir de testimonios fragmentarios, remitos, memorias y documentos dispersos. La destrucción no borró las consecuencias humanas ni las preguntas, pero sí entorpeció la asignación clara de responsabilidades.

La incapacidad de contar con un archivo íntegro hizo que la familia de Olson y diversos investigadores tuvieran que recurrir a la presión pública, a la insistencia legal y a la reconstrucción testimonial para obtener reconocimiento. El borrado de papeles dejó en claro la capacidad del secreto institucional para diluir culpa y complicidad.

La exposición de MKUltra y la vinculación del programa con la muerte de Olson terminaron por erosionar la legitimidad pública de prácticas que durante años se habían gestionado en opacidad. La prensa y el Congreso exigieron audiencias; la CIA, presionada, reconoció parte de sus experimentos y pagó indemnizaciones a familiares en casos emblemáticos. La verdad emergió a trompicones: declaraciones de agentes, documentos parciales y la persistencia del reclamo familiar forjaron una narrativa pública que ya no podía ser silenciada.

Aun así, algunas decisiones y órdenes quedaron sin explicación pública satisfactoria. El proceso de verdad y reparación fue incompleto y, para la familia de Olson, la sensación de daño no se recubrió con un relato plenamente cerrado. La búsqueda de responsabilidades concretas se tropezó con el muro de la documentación destruida y la lógica de la seguridad nacional.

La viuda y los hijos de Frank Olson emprendieron una lucha larga por la verdad; su dolor fue público y privado: desde la incredulidad inicial hasta audiencias y demandas, la familia potenció la exigencia de que el Estado rindiera cuentas. Su persistencia logró algo de reconocimiento, la revisión de circunstancias y una indemnización que no borró la pérdida pero reconoció, simbólicamente, el daño infligido.

La reexaminación forense, años después, abrió nuevas preguntas: autopsias y exhumaciones efectuadas décadas más tarde identificaron lesiones craneales que algunos peritos interpretaron como inconsistentes con una caída sencilla, alimentando la hipótesis de que la muerte pudo haber implicado fuerza externa. Estas conclusiones forenses no fueron unánimes y alimentaron controversias técnicas y legales, pero contribuyeron a impedir que la línea oficial del "suicidio" siguiera sin discusión.

El caso de Frank Olson se erige como emblema de los peligros del poder secreto y de la experimentación sobre personas sin su consentimiento. No solo revela la capacidad técnica de una agencia por manipular sustancias y conductas; revela, sobre todo, la fragilidad de la dignidad humana cuando la seguridad se prioriza por encima de la ley y del escrutinio democrático. El asesinato o la desatención que su muerte pudo implicar —los detalles siguen disputados y en parte sin esclarecer— es también la historia de una institución que protegió sus métodos por encima de la vida de un hombre y de la tranquilidad de su familia.

Documentos quemados, una ventana abierta al invierno de Manhattan y la sombra de un hotel donde alguien cayó desde el décimo piso. La memoria que queda es de dolor y de advertencia: la seguridad no debe ser pretexto para excusar la experimentación con seres humanos; la confianza pública exige límites y la historia exige que el secreto no sea herramienta para condenar la verdad. La demanda de la familia Olson por respuestas y reparación sigue siendo, más allá del caso individual, un reclamo de la sociedad para que la ciencia, la seguridad y la política se articulen bajo normas que protejan la vida y la dignidad humana.

Capítulo 26: El Efecto Placebo y la Fe: Lo que la ciencia moderna no puede explicar.

Jaulas, electrodos y una sala de observación. La luz fluorescente baña una habitación baja; en el centro, una mesa metálica donde reposa un animal con electrodos suturados en el cráneo y cables que van a un rack de aparatos. Tras un vidrio, un observador anota movimientos y tiempos; en la penumbra de la cabina, un técnico gira diales, ajusta voltajes, mide respuestas. La escena no es de laboratorio clínico avanzado, sino de talleres pioneros donde la fisiología se volvió experimental de control: la conquista de la conducta mediante impulsos eléctricos, la ambición de traducir movimiento a pulso y viceversa.

La historia comienza en los laboratorios de neurofisiología, con preguntas legítimas —¿cómo se generan los movimientos? ¿qué núcleos modulan la recompensa?— y con técnicas que prometían respuestas: estimulación eléctrica de núcleos subcorticales, registro de potenciales de acción, mapeo de circuitos. Los primeros experimentos con animales mostraron que, al estimular ciertas áreas, se podían inducir patrones motores, deseos de aproximación o evitación, e incluso conductas de búsqueda. Lo que era curiosidad científica pronto adquirió aplicaciones prácticas: si un estímulo puede provocar movimiento en un perro, ¿qué nos impide pensar en interfaces que aprovechen ese conocimiento?

La instrumentación del comportamiento nació de la combinación de anatomía, electrónica y conducta. Electrodos microfabricados, generadores de pulso y cámaras de video permitieron descomponer respuestas en series temporales; la conducta dejó de ser misterio y pasó a ser señal que se podía manipular. Ese tránsito inauguró una nueva pose científica: la creencia fundada en que la conducta humana y animal era un problema resoluble mediante circuitos y diales.

Los experimentos más llamativos —y los que más impacto público tuvieron— fueron los de animales "a control remoto". Un equipo consigue, mediante estimulación en áreas motoras o en circuitos de recompensa, provocar que un perro gire, se acerque a un punto determinado o realice una acción repetida. La escena impresionaba por su eficacia y sus implicaciones: un animal que obedece sin mandato vocal sino por la intervención directa en su sistema nervioso.

En el laboratorio, la mezcla de asombro técnico y creciente inquietud moral era palpable. Un joven investigador, que había dedicado años a perfeccionar el implante, confesaba a su mentor la sensación ambivalente: "Lo que hacemos funciona, pero ¿qué significa que podamos empujar la voluntad así?" El mentor, prisionero de la lógica del avance, respondía con pragmatismo: "En la clínica, esto permitirá devolver movimiento a paralíticos; en principio, no hay maldad." El argumento terapéutico existía, pero la frontera con aplicaciones coercitivas no tardó en aparecer en la imaginación de militares y servicios secretos.

Los trabajos sobre zonas como el núcleo accumbens, el hipotálamo o las áreas motoras revelaron que no sólo el movimiento puede inducirse, sino también estados de ánimo y patrones de busca-recompensa. La estimulación crónica de esos circuitos actúa como reforzador: animales repiten conductas que antes no hacían; algunos ignoran comida o dolor si la señal de estimulación se mantiene. Los experimentos comenzaron a revelar el poder de la neuroestimulación para modelar la urgencia y la prioridad comportamental.

El condicionamiento así entendido tomó formas técnicas: implantes que reforzaban una conducta mediante pulsos, jaulas equipadas con palancas y sensores, y protocolos que medían la persistencia del aprendizaje. Los colegas discutían en cafés: ¿es terapia o manipulación? Los partidarios subrayaban su potencial para tratar adicciones o depresión resistente; los críticos alertaban sobre la facilidad con la que se podría programar la conducta no sólo para bien sino para control social.

De los canes al humano hay pasos técnicos, éticos y regulatorios. La miniaturización de los estimuladores, el desarrollo de materiales biocompatibles y la mejora en la resolución de los electrodos abrieron la posibilidad real de implantes cerebrales en personas paralizadas: restaurar la movilidad mediante traducción de intención a movimiento robótico. Las primeras aplicaciones terapéuticas de las interfaces cerebro-máquina (BCI) han permitido a pacientes controlar prótesis, comunicar palabras o desplazar un cursor con el pensamiento. Es, sin duda, una proeza que devuelve capacidades arrancadas por la enfermedad.

Pero la misma miniaturización que hace posible la cura también habilita el control: dispositivos menos invasivos pueden registrar o modular estados con mayor discreción; la posibilidad de administrar estimulación remota o de leer patrones de intención plantea riesgos nuevos. La tecnología deja de ser neutral: su diseño, su regulación y su uso determinan si produce autonomía o dependencia, salud o vigilancia.

La historia de los subproyectos de control remoto —desde jaulas con perros hasta salas de observación humanas— no es parábola aislada sino genealogía conceptual. Las ambiciones de dominar la conducta por estímulos externos tienen un hilo común: la convicción de que la voluntad es manipulable mediante técnicas físicas. MKUltra y experimentos militares compartieron el deseo instrumental; la ciencia clínica compartió la esperanza terapéutica. Hoy, con BCIs y neurotecnologías emergentes, la continuidad está en la idea: intervenir en el cerebro puede transformar la vida, pero también puede transformar la política si cae en manos equivocadas.

La diferencia contemporánea reside en la escala, la conectividad y la posibilidad comercial. Hoy los dispositivos pueden conectarse a redes, ser actualizados por software y servir fines sanitarios y económicos simultáneamente. La línea antes marcada entre investigación y operación clandestina se atenúa cuando empresas globales obtienen datos neuronales y cuando la regulación es débil. La historia nos recuerda que la expectación técnica debe acompañarse de marcos éticos robustos para prevenir usos coercitivos.

Lo que comenzó como serie de ensayos en jaulas y salas de observación se ha convertido en promesa terapéutica real y en riesgo potencial. La política tecnológica debe preguntarse por la gobernanza: quién controla implantes, qué derechos tienen los sujetos sobre sus datos neuronales, cómo se regula la experimentación y qué contrapesos democráticos existen frente a la tentación de la instrumentalización.

En una última escena, el investigador que una vez celebró haber movido un perro con un pulso ahora sostiene la mano de una paciente que, gracias a un implante, escribe su primer mensaje tras años de inmovilidad. Sus ojos reflejan gratitud y también la memoria de los primeros ensayos; sabe que la tecnología puede sanar y también que exige vigilancia. La lección es simple y difícil: dominar la técnica es un mandato de cuidado; sin ética y sin transparencia, la promesa de libertad puede convertirse en mecanismo de control.

Capítulo 27: La Farmacia del Futuro: Biotecnología y la edición de la identidad humana.

Dos bastones, dos historias. En una vitrina de museo reposan, junto a restos de cerámica y monedas, dos emblemas que han viajado por la historia con destinos distintos: la vara de Esculapio, simple, austera, enroscada por una única serpiente; y el caduceo de Hermes, alado, con dos serpientes trenzadas y basamento alado. A primera vista pueden parecer variaciones iconográficas; al mirarlas con atención se descubre que cada una porta una genealogía moral distinta y una promesa performativa sobre lo que la medicina es y debe ser.

La vara de Esculapio proviene de un mito claro y directo: Esculapio, hijo de Apolo, aprendiz de la sabiduría curativa, dominó la capacidad de restituir la salud. Su símbolo —un bastón sencillo enroscado por una serpiente— condensa una metafórica ambivalencia que recorre toda la farmacología: la serpiente que muda de piel es signo de renovación; el bastón, de apoyo. El emblema aparece en altares, en templos y en inscripciones que situaban la medicina en el espacio del servicio. No es un símbolo de comercio ni de tránsito: es marca de la curación, de la responsabilidad del sanador y de la ligazón entre técnica y cuidado.

En las primeras asociaciones de la medicina, la vara funcionaba como testimonio de un oficio con deberes: escuchar al enfermo, conocer hierbas y ritmos, ser custodio de la vida. La imagen transmitía una ética: quien porta la vara está obligado a conservar la vida, a no instrumentalizarla. Por eso, cuando las corporaciones médicas y las farmacias antiguas usaban la serpiente de Esculapio, lo hacían como reclamo de sentido: la medicina como servicio, no como transacción.

El caduceo es otra criatura semántica. Procede de Hermes, dios mensajero, patrón de comerciantes, viajeros y también de los embaucadores. Su bastón, con dos serpientes simétricas entrelazadas y a menudo rematado por alas, expresa mediación: el que lo porta es puente, traductor, facilitador de intercambios. En contextos de mercado, su función es legítima: negociar, proteger caravanas, organizar tránsito. Pero su core simbólico incluye la astucia, la ambivalencia moral y la neutralidad —no siempre noble— frente a fines diversos.

La carga ambivalente del caduceo lo ha hecho objeto de apropiaciones extrañas. En la iconografía moderna, el caduceo aparece a menudo en emblemas institucionales ligados a servicios médicos y del ejército, especialmente en los Estados Unidos. Ese deslizamiento no fue anecdótico: a principios del siglo XX, un uso administrativo en cuerpos militares convirtió el caduceo en símbolo de servicios sanitarios; el gesto se normalizó hasta volverse costumbre, pese a que su origen no era el de la cura sino el del intercambio y la mediación.

La confusión entre emblemas no es inocua. Hay una anécdota instructiva: en el cambio de sello de un cuerpo médico militar estadounidense, una decisión burocrática escogió el caduceo por asociación con Hermes como "mensajero" y, acaso, por desconocimiento histórico. El símbolo ganó iconografía oficial y, con el tiempo, se replicó en insignias, anuncios y logos de organizaciones médicas. El gesto administrativo adquirió la potencia de institución: el error se naturalizó.

Las consecuencias no son solo semióticas. Un emblema comunica antes de razonar: infunde confianza, legitima estructuras y orienta expectativas. Cuando un hospital exhibe el caduceo, puede que transmita autoridad; al mismo tiempo, sin pretenderlo, recuerda el vínculo entre medicina y comercio. La adopción institucional de un símbolo equivocado no es solo curiosidad heráldica: es performativa en tanto contribuye a arraigar una interpretación de la medicina como servicio transaccional y a veces mercantilizado.

En algunos círculos esotéricos se han tejido lecturas oscuras del caduceo: dos serpientes que se enroscan en torno a un bastón, evocaciones de dualidades secretas, mediaciones entre planos y energías que circulan. Para lectores habituados a teorías ocultistas, esas formas remiten a fuerzas que median entre opuestos —salud/enfermedad, vida/muerte— y a la capacidad de un intermediario para negociar con ámbitos que exceden lo visible. La asociación no es necesariamente literal pero sí potente: símbolos que acumulan capas de sentido atraen interpretaciones que, en manos de conspiracionistas, pueden convertirse en teorías totalizantes.

Ese trasfondo simbólico explica, en parte, por qué la iconografía del caduceo ha sido re-significada en lugares donde el comercio y la autoridad se entrelazan. Cuando la medicina se convierte en industria, cuando el fármaco es mercancía y la receta, acto de mercado, la resonancia del símbolo mercantil se intensifica. La lectura ocultista no prueba conspiración causal alguna, pero descubre la disposición de signos que ayudan a naturalizar una relación entre salud y ganancia.

Un símbolo no solo describe: prescribe. Lo que una profesión escoge para representarse tiene efecto en la práctica colectiva. La vara de Esculapio invoca atención, escucha y prudencia; el caduceo, aun sin mala intención, encarna mediación, intercambio y neutralidad comercial. Profesionales formados y socializados en ambientes que privilegian la marca comercial —logotipos, patrocinios, presencia de marcas en congresos— tienden a naturalizar mecanismos de mercado en sus decisiones clínicas: selección de tratamientos, ensayos patrocinados, relaciones con la industria. La imagen se inscribe en una cultura profesional que modela comportamientos.

En otro campo, la iconografía puede también responsabilizar: el uso deliberado de la vara de Esculapio por una institución que pretende reafirmar su vocación de servicio puede funcionar como recordatorio ético. La elección simbólica, en suma, no es trivial: tiene efectos pedagógicos, culturales y prácticos.

La discusión no sostiene que cambiar un logo resuelva tensiones estructurales entre salud y mercado; sería pueril. Pero sí sostiene que la coherencia memética importa: profesiones que buscan reafirmar su compromiso con el cuidado público deberían reflexionar sobre los signos que las representan. Reivindicar la vara de Esculapio no es gesto nostálgico: es reivindicación de un horizonte ético que pone la vida en el primer plano y cuestiona la naturalización mercantil.

La medicina contemporánea enfrenta dilemas complejos: innovación tecnológica, financiamiento necesario y demandas de eficiencia. La pregunta simbólica que plantea la elección de un emblema —¿quién soy y qué prometo?— es parte de la respuesta ética. Reclamar la vara no basta si no se acompaña de políticas que limiten la captura corporativa, fomenten la transparencia y prioricen la responsabilidad clínica. Pero el símbolo puede ser brújula: ayuda a orientar prácticas y a recordar, diariamente, una vocación que es, antes que negocio, oficio de cuidado.

Los bastones conviven en la historia como signos que nos interpelan. Mientras la vara de Esculapio pide responsabilidad, la presencia del caduceo en ámbitos sanitarios nos recuerda la seducción del intercambio y la fuerza del mercado. La medicina necesita ambas capacidades —gestión eficaz y cuidado compasivo—, pero debe decidir cuál de las dos define su identidad. Un emblema no hace la ética, pero contribuye a moldearla. En la vitrina, la vara y el caduceo siguen ahí, esperando ser leídos. La tarea de quienes ejercen la medicina es elegir con claridad, y que esa elección esté acompañada por prácticas públicas que honren la vida por encima del margen: escoger una insignia es también escoger una promesa.

Capítulo 28: La Desconexión del Cuerpo: La pérdida del diálogo con nuestra propia biología.

Trazos en tinta y el nacimiento de un sello. En un despacho con ventana larga, un diseñador inclina la cabeza sobre una hoja en blanco. Su lápiz dibuja una serpiente estilizada que se enrosca en una copa; en la estantería, junto a manuales de tipografía, hay libros abiertos de Austin Osman Spare y Aleister Crowley. No es casualidad: en la mesa conviven la vieja magia del sigilo y la técnica moderna del neuromarketing. El gesto del dibujante es a la vez cálculo y encantamiento: una marca debe ser clara para la retina y clandestina para el inconsciente. La comunicación, piensa, no es solo transmitir información: es implantar una intención.

Austin Osman Spare formuló una concepción práctica de los sigilos: condensar una declaración de intención en un símbolo y liberarla al inconsciente para que actúe sin la interferencia del pensamiento crítico. Aleister Crowley, por su parte, teorizaría la voluntad como energía que puede ser dirigida mediante rituales y signos. Ambas genealogías —el sigilo como diseño de deseo y la magia de la voluntad— confluyen en una idea central: un trazo puede operar a un nivel no proposicional y activar respuestas que escapan a la razón consciente.

Los sigilos, originalmente, se diseñaban para influir sobre lo invisible; hoy, reencarnan en logotipos y marcas que reclaman atención y confianza. El paso del círculo mágico a la estética corporativa no borró la intuición original: ambos buscan fijar una intención en un signo para que opere en el campo de la percepción. La diferencia mayor radica en el contexto y en los fines. Spare y Crowley trabajaban con la transgresión ritual; el diseñador contemporáneo lo hace con expectativas de mercado. Pero el mecanismo psicológico —incorporar una intención en una imagen repetida hasta que actúe sobre la conducta— mantiene una continuidad inquietante.

El branding farmacéutico no es solo un juego estético; es tecnología de influencia. Un logo, un envase, el color del blister y la tipografía conforman un conjunto pensado para reducir la fricción cognitiva del paciente: en momentos de vulnerabilidad, una forma conocida calma la duda. Los estrategas de marca saben que la repetición en lugares de consumo —consultorios, farmacias, anuncios en medios— constituye un ritual cotidiano. El envase deviene altar y el logo, emblema sacralizado: la caja no solo guarda comprimidos; guarda promesa.

En la práctica, el diseño se apoya en investigaciones que miden la respuesta emocional y la memorización visual. Se prueban variantes, se realizan focus groups, se modelan trayectorias visuales; todo para optimizar el anclaje. El objetivo es doble: primero, generar confianza rápida; segundo, crear fidelidad que traslade la dependencia desde lo clínico hacia lo comercial. En ese movimiento, la ética entra en tensión con la eficacia: ¿hasta qué punto vale la persuasión estética cuando media la salud de personas vulnerables?

El azul ocupa una franja prominente en el espectro del marketing farmacéutico. Asociado culturalmente a calma, limpieza y autoridad —desde la vasta iconografía de la casa estudiantil hasta la solidez institucional— el azul comunica seguridad. El blanco, por su parte, evoca esterilidad y profesionalidad; el verde, naturalidad; el rojo, urgencia. La elección cromática no es inocente: se basa en asociaciones aprendidas que la mente usa para atajar decisiones en momentos de estrés.

Un estudio imaginario ilustra la mecánica: un paciente ansioso en sala de espera roza un folleto con logo azul. La percepción de profesionalidad y limpieza reduce su ansiedad, lo que aumenta la probabilidad de aceptar la recomendación del médico que prescribe ese producto. La psicología del color construye, así, puentes entre emoción y conducta. Cuando se manipula sin transparencia, ese puente puede convertirse en atajo que anula el juicio crítico.

No solo los colores influyen; las formas también. Círculos y líneas suaves transmiten seguridad, triángulos apuntan a dinamismo, simetrías generan sensación de orden. La "geometría sagrada" —esa idea de proporciones que resuenan con lo armónico— encuentra traducción laica en las paletas de diseño: logotipos que usan la proporción áurea, empaques que respetan ritmos visuales, identidades que activan reconocimiento por semejanza. El neuromarketing despliega técnicas de eye-tracking y análisis de tiempo de fijación para optimizar esos trazos.

El diseño aplicado busca, en definitiva, activar flujos de credibilidad automáticos. En contextos farmacéuticos, donde la duda y la confianza definen adherencia y expectativa terapéutica, la arquitectura visual cumple una función de puente entre la técnica médica y la experiencia emocional. La pregunta ética reaparece: ¿hasta qué punto el diseño debe reducir incertidumbre clínica y cuándo cruza la línea hacia la manipulación emocional?

Los símbolos no mueren: migran. El cuenco con la serpiente que bebía —imagen ritual de antiguas sacerdotisas— reaparece estilizado en logos contemporáneos; la doble hélice, que evoca ciencia y, para algunos, serpientes entrelazadas, se naturaliza en insignias de laboratorios. El reciclaje simbólico no es inocuo: arrastra connotaciones míticas que activan imágenes arcaicas en las profundidades culturales. Un consumidor moderno, sin saber el origen del símbolo, puede experimentar una resonancia prelingüística que condiciona su confianza.

Los diseñadores lo saben y actúan en consecuencia. Hay una economía semántica: símbolos que son reconocibles generalizan autoridad; símbolos que remiten a lo sagrado confieren gravedad. El proceso de reuso simboliza un traslado de poder: de lo comunitario y ritual a lo institucional y comercial. Allí donde hubo custodia y sentido compartido, ahora circula marca y ventaja competitiva.

La frontera entre persuasión legítima y sigilismo corporativo es difusa pero real. Comunicar implica persuadir; persuadir no implica necesariamente engañar. El problema aparece cuando la intención es producir sumisión más que informar, cuando el símbolo opera para neutralizar dudas y no para facilitar decisión basada en evidencia. El diseño ético, entonces, exige transparencia: claridad sobre eficacia, ausencia de promesas que excedan evidencias y respeto por la autonomía del paciente.

El sigilo aplicado al marketing farmacéutico es peligroso porque los sujetos no son consumidores como otros: su condición conlleva vulnerabilidad. La repetición ritualizada —logos que actúan como sigilos— puede, en contextos de sufrimiento, erosionar la crítica y favorecer la dependencia. La ética profesional plantea límites: la persuasión debe acompañarse de información veraz, consentida y contextualizada.

El diseñador cierra su libreta. La serpiente estilizada en su página ocupa un lugar entre intención y responsabilidad. Sabe que su trazo generará confianza en mesas de consulta y en estanterías de farmacia; sabe también que esa confianza puede convertir en rutina decisiones que merecen deliberación. El sigilo que Spare imaginó no ha muerto: migró a las oficinas de marca y a los packaging labs. La decisión contemporánea, entonces, es qué hacer con ese legado simbólico: usarlo para acompañar conscientemente al paciente o para seducirlo en silencio.

La medicina necesita diseño y comunicación eficaces; también necesita límites morales. El trazo no es neutro; lleva intención. Convertir esa intención en servicio requiere que el diseñador y la industria acompañen su acto con transparencia científica, con respeto por la dignidad del receptor y con mecanismos públicos que supervisen la frontera entre persuasión legítima y manipulación oculta. Solo así el símbolo puede recuperar su función original: no la de encantar por el lucro, sino la de acompañar con sentido una promesa de cuidado.

Capítulo 29: El Monopolio del Saber: La descalificación de las prácticas comunitarias.

Acantilados y una efigieóptica. En lo profundo de un bosque de secuoyas, un claro guarda una silueta tallada: un búho monumental que vigila desde lo alto, ojos huecos que atrapan la noche. Cada julio, durante una breve semana, ese claro deja de ser paisaje para volverse cámara aislada: estructuras provisionales, tiendas, carpas con nombres de clubes, un lago que refleja antorchas y rostros que se distienden tras las puertas del país. El Grove no es un simple campamento veraniego; es espacio ritualizado donde, a la hora de la confianza mutua, se despliegan discursos y acuerdos en una atmósfera que mezcla recreo, intimidad y cercanía al poder. La imagen del búho, en lo alto, funciona como icono colectivo: silencio, vigilancia y sabiduría nocturna, una presencia que marca límite entre lo público y lo secreto.

El Bohemian Grove es, por estatuto y por diseño, un recinto de membresía excluyente. Sus senderos conducen a cabañas privadas, cada una con nombre y tradición interna; dentro se mezclan ejecutivos de grandes corporaciones, políticos retirados o en activo, militares de alto rango y figuras culturales que han obtenido pasajes de acceso por invitación. La estructura del Grove combina lo lúdico —conciertos, comidas, cantos— con lo íntimo: conversaciones a la luz de la fogata, reuniones de trabajo improvisadas y gestos de camaradería que no cruzan jamás la puerta. La geografía del lugar facilita la confidencia: lagos estancados, cortinas de árboles, techos que amortiguan la voz; el aislamiento físico coincide con su función social de proteger la privacidad.

El carácter selecto de los asistentes reproduce una lógica de redes personales: quienes se encuentran allí saben que comparten códigos implícitos, obligaciones no escritas y, sobre todo, el valor del silencio. El santuario opera como catalizador simbólico y práctico: en un fin de semana se pueden sellar alianzas, intercambiar consejos, ensayar discursos y, a menudo, coincidir en decisiones que luego se traducirán en acciones públicas. La membresía no garantiza conspiración; garantiza cercanía. Esa cercanía, sin embargo, tiene un efecto material: produce confianza interpersonal que sirve de puente entre intereses privados y decisiones públicas.

El búho que domina el claro no es adorno neutro. Tradicionalmente, el búho ha sido emblema de sabiduría, de vigilancia nocturna y de conocimiento que reside en la sombra. En el Grove, la efigie funciona a varios niveles: como tótem comunal, como centro escénico para rituales y, simbólicamente, como recordatorio de que las decisiones tomadas bajo su mirada están bendecidas por una especie de autoridad nocturna. El animal nocturno remite también a arquetipos antiguos: custodio de secretos, guía en la oscuridad, presencia que observa sin ser vista. Colocar un búho en lo alto es, entonces, reforzar la idea de un orden cerrado que protege su saber y su intimidad.

Los rituales que se celebran frente al búho —con música, con dramatizaciones y con la "Cremación del Care", que se inscribirá en otra sección— usan la imagen para crear atmósfera: la estatua es telón de fondo de actos que combinan lo teatral con lo simbólico. El poder del símbolo no radica solo en su estética sino en su capacidad para homologar a los participantes: todos miran en la misma dirección, todos aceptan la ley del claro como parte del intercambio social. En ese sentido, la efigie articula pertenencia.

La pieza central del ritual que más ha llamado la atención pública es la llamada "Cremación del Care". La ceremonia, montada en la noche con dramatismo y guion, representa la quema simbólica de una figura que encarna las preocupaciones, dudas y escrúpulos —el "Cuidado"— que podrían frenar la audacia empresarial o política. Participantes vestidos con trajes, lecturas solenes, cánticos y la quema de una effigie construida para la ocasión constituyen el núcleo de este espectáculo. Interpretada como farsa, como liberación o como rito iniciático, la cremación produce un resultado psicológico claro: descarga colectiva de tensiones y licuación de remordimientos.

Desde la perspectiva sociológica, la ceremonia funciona como mecanismo de cohésion: permite a los asistentes reconocerse mutuamente como parte de un colectivo que no comparte la carga moral cotidiana. Si en la calle la crítica pública pesa, dentro del Grove se procede a una suerte de ablución ética performativa. La "Cremación del Care" no produce decisiones explícitas sobre políticas o negocios, pero actúa como un ritual de ablación emocional que facilita la asunción de decisiones difíciles: cerrar una operación, apoyar una política impopular, priorizar eficiencia sobre retórica ética. La metáfora del fuego no esconde la realidad: el rito anestesia la duda y produce complicidad.

El efecto ritual tiene consecuencias prácticas. Las decisiones que en un ámbito público requieren debate democrático —políticas, alianzas comerciales, estrategias regulatorias— en el marco del Grove encuentran un clima de acuerdo y, a menudo, se formalizan de modo extraoficial. La ceremonia produce una disposición emocional y relacional que facilita acuerdos: se confían intenciones, se comparten planes y se generan compromisos informales que luego se traducen en acciones institucionales. La ablución ética, entendida como mecanismo de desvinculación moral, no solo opera en el plano simbólico: permea la conducta y reduce la resistencia a medidas de corte drástico.

El problema no es la reunión per se; el problema es la exclusión de la deliberación pública. Cuando decisiones de alcance afectan bienes comunes —política sanitaria, regulación de mercados, fondos públicos— su deliberación en espacios herméticos erosiona la rendición de cuentas. La ablución ritual tiene su eficacia para unir a un grupo pero es peligrosa cuando sirve de preparación para medidas que impactan a la mayoría sin consulta ni transparencia.

El rito de quemar el "Care" remite a prácticas antropológicas antiguas: sociedades que externalizaban su culpa y su ansiedad ritualizando el expulsado simbólico. En la lectura que ofrece el capítulo, hay un parentesco inquietante entre aquel pharmakos ritual —el chivo expiatorio— y las prácticas contemporáneas de delegación moral. En el Grove, la quema no sacrifica cuerpo humano; sacrifica la preocupación, simula la expulsión del escrúpulo. Pero el efecto simbólico es análogo: la comunidad se libera del peso de la responsabilidad al transferirla a una figura teatral y la consume en el fuego.

El paralelismo sugiere que la sociedad moderna no ha eliminado la necesidad de ritual; la ha secularizado. La externalización del cuidado en un objeto ritual permite a los poderosos operar con mayor frialdad; la cuestión ética es que el pharmakos moderno ya no es un individuo vulnerable sino una idea que se quema para poder actuar sin remordimiento. Ese gesto simbólico tiene resonancias prácticas cuando los que toman decisiones prescinden deliberadamente de consultas y omiten responsabilidad pública.

La norma taciturna del Grove —la obligación de no divulgar— no es mero capricho social; es ingrediente constitutivo del pacto de poder. El secreto protege intimidad, pero también protege acuerdos que, de hecho, pueden definir políticas y estrategias económicas. La concentración de poder que se edifica en esas reuniones depende de la opacidad: acuerdos informales, recomendaciones privadas y respaldos que rara vez entran en la esfera pública. El pacto no se limita a la confidencia: determina quién accede a redes y quién queda excluido de la influencia.

Desde la perspectiva ciudadana, ese pacto del silencio es problemático porque genera decisiones que impactan la vida colectiva sin mecanismo de fiscalización. Cuando la ética de la gestión pública se ve sustituida por la lógica del club privado, las consecuencias replican desigualdad: privilegios concretos para quienes tienen acceso y opacidad para los que no. La democracia se nutre de transparencia; el Grove se alimenta de la reserva. La tensión es estructural.

La efigie del búho sigue encaramada en su torre de madera cuando las tiendas se vacían y las antorchas se apagan. Los asistentes se dispersan, vuelven a sus oficinas y, a veces, a sus cargos públicos. Lo que quedó en el claro fue un ritual, un pacto y una atmósfera que habrá incubado decisiones pequeñas y grandes. El bosque vuelve a su ritmo y la estatua queda allí, testigo silente. La imagen final es ambivalente: la reunión privada es legítima en tanto espacio de sociabilidad, pero el uso que de ella se hace —la transformación de intimidad ritual en mecanismo de influencia sobre lo público— reclama debate y regulación moral.

Una llamada a la vigilancia cívica: los espacios de poder cerrado existen y, por ello, la democracia debe robustecerse con transparencia, con canales de participación y con mecanismos que impidan que los rituales privados anestesien la responsabilidad pública. El búho de Bohemian Grove puede simbolizar la sabiduría, pero la sabiduría democrática exige luces abiertas y mesas donde la deliberación no sea privilegio de pocos, sino práctica de todos.

Capítulo 30: La Crisis de los Opioides: Cuando el remedio se convierte en epidemia.

Puertas automáticas y un silencio pulido. La entrada al laboratorio tiene la solemnidad de un umbral sagrado: un portal hermético que se abre solo ante quienes han demostrado pertenecer. Un sensor devuelve la tarjeta, los tubos de aire presurizado limpian la ropa que la mano humana no alcanza a ver, y la persona que atraviesa la esclusa se despide de su vida cotidiana con el gesto de despojarse de la calle. Detrás de la puerta, el mundo cambia: la temperatura es precisa, el aire tiene un rumor constante y neutro, y la percepción se abre a una liturgia técnica que regula los cuerpos y los objetos.

La asepsia en el laboratorio es algo más que limpieza: es rito y marca de autoridad. Duchas de aire eliminan partículas, guantes estériles se ciñen como brazaletes de entrada; la serie de pasos para entrar a una sala de producción está codificada hasta en el orden de colocación del material. Cada gesto —ponerse la cofia, ajustar la mascarilla, cruzar el tacón de un zapato por una rejilla— es inscripción disciplinaria. En esa repetición hay eficacia, sí, pero también una liturgia que separa al iniciado del profano.

En esos rituales hay jerarquía: el que observa la esterilidad desde la cabina de control se coloca en posición de juez; el operario que está en la línea es ejecutor de una ritualidad que no perdona fallos. La asepsia legitima la producción: quien puede entrar y operar en el sancta sanctorum del laboratorio acreditado gana autoridad para definir qué compuestos se vuelven medicina y cuáles quedan como ideas. La limpieza técnica no es neutral; es recurso de poder que regula acceso y reproduce confianza institucional.

La bata estéril no es mero atuendo, es túnica de consagración. Cambiarse en la antesala, atar la cinta, ajustar la manga: son actos que transforman al individuo en ejecutor autorizado. La vestimenta homogeneiza cuerpos, elimina identidades y crea una figura anónima: el tecnólogo, el operador, el científico. En su embozo hay un doble efecto psicológico: por un lado, protege; por otro, blinda al usuario contra la responsabilidad personal al diluir la individualidad en la función.

Las jerarquías quedan marcadas por colores y distintivos. Un color significa acceso a una sala, otro color da permiso para firmar registros. El operador con la "túnica" ve su cuerpo ritualizado como pieza de máquina; la ropa le concede poder pero también una disciplina: debe cumplir protocolos que imponen tiempos, movimientos y silencio. La "túnica del mago" es, en el lenguaje del laboratorio, la señal visible de que el individuo ha sido admitido en el rito técnico.

Las salas de producción o "cocinas" de los biotechs tienen la pulcritud y la geometría de un templo moderno. Bancadas de acero, flujos laminares que dirigen el aire, campanas extractoras y vitrinas que aíslan procesos. Cada superficie refleja la luz de forma impoluta; los recipientes están calibrados y numerados. El instrumental brilla y parece reliquia: la centrífuga, el autoclave, el espectrómetro. La arquitectura impone ritmo: pasos medidos, pausas para control de parámetros, registros que se deben llenar en cada gesto.

Esta arquitectura no solo posibilita la reproducibilidad; produce su propia atmósfera: un silencio tenso, la sensación de que ahí se manipulan no cosas sino fórmulas de futuro. Lo que en una cocina hogareña es afecto y memoria, en la cocina quirúrgica es exactitud y control. El artificio domina la conversación: hablar en voz alta en un área limpia es una falta de respeto y riesgo operativo.

En un armario del laboratorio vive el archivo: cuadernos de bitácora, hojas de control, logs digitales. Cada experimento queda consignado con la precisión de un ritual: hora, operador, lote, calibración, desviaciones, lecturas. Estos diarios funcionan como grimorios modernos: guardan las recetas, los pasos, las correcciones, las versiones de un método. Su lectura revela la cadena de intenciones que sostiene la producción: lo que se esperaba, lo que ocurrió y cómo se corrige.

El registro es también prueba y litigio: auditorías, inspecciones regulatorias y certificaciones dependen de esas hojas. En ellas se escriben los errores, se descartan explicaciones y se normaliza la corrección. La tinta que narra un procedimiento puede salvar a una organización o condenarla ante una investigación. Por eso, la gestión del registro se asume como acto de consagración: un experimento sin bitácora es excomulgado en la práctica científica moderna.

Los instrumentos son tratados como reliquias: calibraciones periódicas, certificados de mantenimiento, protocolos de limpieza. Una balanza cuyo error supera la tolerancia pierde su lugar y debe ser retirada hasta su recalibración. Este cuidado ritual transforma a la máquina en sacramento: sin su exactitud, la fórmula falla; con su precisión, la promesa de reproducibilidad se mantiene.

La sacralidad técnica aparece en el lenguaje: "poner en servicio", "liberar lote", "validar método". Estos términos remiten a ceremonias donde ingenieros y QA (Quality Assurance) tienen el papel de guardianes. La calibración adquiere así dimensión ritual: se consagra la instrumentación para que opere según la norma, y con ello se legitima el producto que de ella emana.

Los equipos hablan de células como si fueran entidades llamadas a responder a signos técnicos: receptores "activados", cascadas "desencadenadas", vías "encendidas". El lenguaje ritual se mezcla con la metáfora sagrada: los técnicos "invocan" respuestas celulares mediante combinaciones precisas de compuestos y condiciones. Esta retórica no es sólo poética; ayuda a sostener un modelo práctico: tratar lo vivo como sistema que obedece leyes manipulables con suficiente pericia.

El peligro está en la transposición excesiva: reducir la célula a respuesta mecánica puede facilitar intervenciones exitosas, pero también puede volver invisible la complejidad del ser vivo. La evocación metafórica es útil para operar, pero obliga a humildad epistemológica:

las células son recortes de vidas complejas, no solo variables mensurables.

El laboratorio protege su saber mediante barreras físicas y simbólicas. El acceso está limitado por credenciales, por formación y por la aceptación de rituales. Esa exclusión protege procesos y personas, pero también produce asimetrías de poder: saberes acumulados en cámaras cerradas generan ventajas tecnológicas y económicas que difícilmente se democratizan. La defensa del conocimiento ha pasado, en muchos casos, por patentes, confidencialidad y secretismo.

Esta práctica tiene un costo social: comunidades que antes participaban del cuidado y la curación quedan marginadas; saberes tradicionales son desplazados por protocolos que requieren infraestructuras inaccesibles. La técnica seculariza el misterio, pero a la vez lo monopoliza, creando una distancia entre la ciencia institucionalizada y la experiencia cotidiana del sufrimiento.

La cámara húmeda de la anciana, su frasco sin etiqueta, la llave que tintinea en la mesa. Frente al templo inoxidable del laboratorio moderno, su cocina humilde parece un relicario de intimidad y cuidado. Ninguno de los dos ámbitos puede ser reducido al otro: el laboratorio industrial ha permitido curas que la cocina no habría podido sostener; la cocina comunitaria conserva una sabiduría del cuidado que las certificaciones no reemplazan.

El desafío contemporáneo es articular ambos mundos sin que la técnica borre la ética. La "consagración" del laboratorio debería extender su ritual a la responsabilidad social: transparencia, acceso y reconocimiento de saberes distintos. Si la ciencia moderna es templo, que lo sea también de rendición de cuentas; si el operario lleva túnica, que esa túnica no lo exima de la responsabilidad moral hacia los que no pueden entrar. La medicina y la industria no sólo deben perfeccionar procesos y calibraciones; deben cuidar a las personas que, al final, son el sentido de todo ese ritual técnico.

Capítulo 31: Ecosistemas Heridos: El impacto ambiental de los residuos químicos.

Un paciente en la penumbra del consultorio sostiene una caja de pastillas entre las manos. Afuera, la ciudad cumple su ritmo; adentro, la luz es cálida, la respiración del médico acompasa la del que espera. La caja tiene nombres largos y promesas económicas impresas; no son amuletos, pero funcionan como tales: en el momento de la angustia, la figura del comprimido concentra la esperanza de alivio. Sentados frente a frente, paciente y clínico discuten duración de tratamiento, efectos secundarios y objetivos personales. Lo que no se ve, sin embargo, es la trama más amplia que conecta esos compuestos con discursos culturales que hablan de almas, de antenas interiores y de una "red etérica" que algunos creen que puede ser densificada o liberada por sustancias. Este capítulo se mueve entre la química visible y las metáforas sutiles: entre moléculas que modulan neurotransmisores y creencias que interpretan la experiencia humana en términos espirituales.

La idea de una red etérica pertenece a tradiciones místicas y esotéricas que postulan capas de la realidad que median entre lo físico y lo espiritual: cuerpos sutiles, vasos de energía, centros de percepción. En ese marco, la glándula pineal aparece como una antena o "tercer ojo", un punto de contacto entre lo corporal y lo trascendente. Estas categorías no son explicaciones científicas; son marcos simbólicos que numerosas comunidades contemporáneas usan para nombrar experiencias que la medicina convencional reduce a signos y síntomas.

Cuando pacientes hablan de "sentirse apagados" o "perder la conexión con algo profundo", algunos encuentran consuelo en esas metáforas. Para otros, la referencia a la pineal o a la red etérica es lenguaje para expresar la sensación de que su mundo interior ha sido de algún modo empobrecido por tratamientos que atenúan la vida emotiva. El clínico responsable debe escuchar estas narrativas: no son datos fisiológicos, pero son mapas de la experiencia. El reto ético es integrar la escucha de lo simbólico sin abandonar la exigencia de evidencia en las intervenciones que se proponen.

Los psicofármacos actúan sobre circuitos neuroquímicos concretos: algunos elevan la disponibilidad de serotonina (antidepresivos tipo ISRS), otros modulan la actividad gabaérgica para reducir la ansiedad (benzodiacepinas), y algunos afectan el sistema dopaminérgico para corregir síntomas psicóticos o motivacionales. El resultado clínico puede ser rotundo: reducción de la angustia, mejor sueño, restauración de funciones sociales. Estas transformaciones no son triviales: permiten retomar trabajo, vínculos y proyectos.

Pero la intervención química no va sin costes. Para algunos pacientes, la atenuación de la ansiedad viene acompañada de una "aplanamiento afectivo", una reducción de matices emocionales que se experimenta como pérdida de la intensidad vital. Otros sufren efectos adversos: sedación, disfunción sexual, dependencia física y síndrome de abstinencia. El balance entre beneficio y daño es, por tanto, individual y dinámico. El diagnóstico, la dosis, el tiempo de uso y el acompañamiento psicosocial configuran el resultado. Los psicofármacos no son sólo herramientas; son prácticas que deben integrarse en un plan más amplio de cuidado.

Cuando la glándula pineal se invoca en conversaciones sobre medicación, rara vez se habla de su anatomía endocrina y fisiológica en términos biomédicos; la alusión suele tener sentido metafórico: la medicación que "aplana" la emoción es entendida como algo que "obstruye" la antena que nos conecta con lo numinoso. Desde una perspectiva clínica, esa metáfora expresa el duelo por la pérdida de ciertos modos de experiencia: creatividad, estados alterados de sentido, o apertura mística.

La "densificación de la conciencia" recuerda que las intervenciones bioquímicas no operan sólo sobre indicadores clínicos, sino sobre modos de existir en el mundo. En los debates contemporáneos, algunos terapeutas y pacientes reclaman un enfoque que preserve la capacidad de experiencia profunda mientras trata la sintomatología incapacitante. La discusión no es anticientífica: plantea que la eficacia no solo se mida en reducción de puntajes de depresión, sino también en restauración de sentido y agencia.

Una lectura sociopolítica de la medicalización sostiene que la expansión de psicofármacos funciona como palanca de adaptación social: ciudadanos más medicados son, en promedio, más previsibles, menos proclives a la disidencia impulsiva y, en algunos contextos, más "aptos" para demandas laborales estables. La tesis no es monocausal ni conspirativa; apunta a una dinámica estructural: cuando los sistemas públicos inducen soluciones farmacológicas ante problemas sociales —pobreza, precariedad laboral, soledad— la química actúa como parche que reduce la presión sobre cambios estructurales.

Desde la perspectiva ética, la cuestión es doble. Por un lado, negar acceso a tratamiento efectivo a quienes sufren sería inhumano; por otro, naturalizar la dependencia farmacológica como la primera respuesta a problemas sociales relevantes es problemático. La medicalización puede alivianar sufrimientos individuales, pero también puede ocultar la necesidad de políticas que aborden determinantes sociales de la salud: vivienda, empleo digno, redes de apoyo. La línea de intervención responsable combina tratamiento individual y acción social.

En contraste con la farmacoterapia industrial, las prácticas rituales con enteógenos (psilocibina, ayahuasca, ciertos rituales chamánicos) reaparecen en debates terapéuticos por su potencial de abrir experiencias de sentido en contextos ceremoniales controlados. Estudios recientes muestran que, en entornos acompañados y con protocolos adecuados, ciertos enteógenos facilitan procesos de reparación psíquica que la medicación tradicional no alcanza en algunos casos. La diferencia esencial está en el contexto: ritual comunitario, acompañamiento terapéutico, integración posterior y respeto por tradiciones.

Esto no implica que las alternativas no tengan riesgos: psicosis inducida, experiencias difíciles o agravamiento de condiciones subyacentes son posibilidades reales. Por ello, el debate clínico ha de diferenciar entre romanticismo y evidencia, entre la comercialización de lo sagrado y la construcción de protocolos que maximicen seguridad. La comparación entre psicofármacos industriales y enteógenos rituales plantea una cuestión ética: ¿queremos reducir la experiencia a remedio continuo o abrir espacios intermitentes de sentido que requieran acompañamiento y responsabilidad colectiva?

Reconocer el valor terapéutico de psicofármacos no excluye la crítica a su uso indiscriminado ni la reevaluación de contextos en los que se aplican. Escuchar las metáforas de los pacientes —pineal, red etérica, pérdida de brillo— es parte indispensable de la práctica clínica humana: esas imágenes señalan zonas de la experiencia que la biología sola no captura pero que marcan la calidad de la vida. La ética clínica exige que la receta sea siempre acto compartido: establecer objetivos de tratamiento, duración prevista, criterios de revisión y alternativas no farmacológicas.

El paciente mira la caja de pastillas con mayor calma; el médico le ofrece no solo la receta sino un plan: duración tentativa, acompañamiento psicoterapéutico, indicaciones para evaluar efectos sobre la emoción profunda y la posibilidad de reducir dosis si la experiencia vital se apagara. No se trata de elegir entre ciencia y alma; se trata de cuidar con integridad: emplear la farmacología cuando es necesaria, preservar espacios para el sentido, y construir redes sociales y políticas que permitan que la gente no dependa solo de frascos para sostener la vida. La medicina, en su mejor versión, honra la química y la experiencia, la evidencia y la poesía de lo humano.

Capítulo 32: La Burocracia del Cuidado: El médico como gestor de recetas.

Salas de museo con luz controlada. Una galería larga, columnas que acogen pinturas, vitrinas con objetos dispuestos por curadores; al fondo, una placa de bronce pulido con un apellido en letras capitales. La placa brilla bajo la luminaria y, junto a ella, una tarjeta pequeña explica la donación: una sala, una colección, el nombre de la familia que pagó por el montaje y la climatización. Camina por el pasillo un visitante cualquiera, quizá un estudiante en ruta de fin de semana, y no advierte que la misma mano que costeó el mármol también participó, décadas antes, en estrategias de mercado que redibujaron el mapa de la prescripción médica. La sala exhala prestigio, y el apellido ahí inscrito funciona como escudo: filantropía visible que limpia y encumbra la reputación en galerías y campus.

La historia de la dinastía Sackler arranca en inmigraciones y pequeños oficios; se forja con ambición empresarial y con una habilidad particular para cerrar acuerdos entre la medicina, la industria y la comunicación. Los tres hermanos —Arthur, Mortimer y Raymond— tomaron rutas distintas que, con el tiempo, convergieron en un proyecto familiar de negocios y filantropía. Arthur fue pionero en técnicas de publicidad médica y educación profesional pagada; sus métodos transformaron la forma en que los laboratorios presentaban fármacos a los médicos. Sus hermanos aplicaron esa experiencia y, mediante adquisiciones y expansión, terminaron por controlar laboratorios y redes de distribución que abrieron mercados globales.

La técnica fue, desde un inicio, doble: producir compuestos con demanda real y después construir la demanda mediante redes de influencia profesional. No se trató solo de vender un medicamento; se trató de construir un contexto cultural en el que la prescripción se volviera parte normalizada del tratamiento y la acogida clínica se sustentara en una comunicación diseñada para penetrar la práctica médica.

Arthur es figura emblemática en este capítulo porque su contribución fue estratégica y cultural. Fue quien profesionalizó la publicidad dirigida a médicos: financió suplementos en revistas académicas, organizó simposios, pagó viajes y creó materiales de "educación" que, en muchos casos, eran vehículos para presentar compuestos como innovaciones imprescindibles. Su innovación principal no fue el engaño técnico, sino la creación de canales: la forma en que el mensaje médico se empaquetaba y se difundía cambió para siempre.

Eso tuvo efectos complejos. Por un lado, la circulación de información pagada permitió que muchos médicos conocieran novedades valiosas y que la innovación se difundiera con rapidez. Por otro, abrió la puerta a prácticas en las que la línea entre educación y mercadeo se volvió permeable. La ética profesional se encontró desplazada por una nueva economía de la atención médica, en la que la persuasión y la reputación pasaban por seminarios patrocinados y materiales convenientes.

Las campañas de mercado que la familia perfeccionó no eran neutras en su efecto social. En la historia farmacéutica del siglo XX, ciertos compuestos marcaron rupturas: los ansiolíticos y, décadas después, los analgésicos opiáceos. El caso de Valium ilustra la potencia del marketing masivo: promovido como solución para la ansiedad cotidiana, se convirtió en fármaco de uso extendido en la vida social y laboral. Más tarde, el despliegue comercial que acompañó a los opiáceos de liberación prolongada —y las decisiones corporativas sobre cómo posicionarlos, promocionarlos y educar prescriptores— resultaron en ampliaciones de mercado que tuvieron consecuencias sociales dramáticas cuando la dependencia y la adicción se convirtieron en crisis pública.

Aquí la narración exige matices: no todo origen de la epidemia puede colocarse en una sola familia ni en una sola empresa; confluyeron regulaciones, prácticas médicas, presiones de mercado y dinámicas sociales. Pero las decisiones de promoción, la minimización de riesgos en mensajes de marketing y la incentivación de prescriptores con apoyo material y educativo fueron factores que facilitaron la expansión de consumos riesgosos a gran escala.

La otra cara del apellido en bronce es la vasta filantropía pública: wing de museos, edificios universitarios, donaciones millonarias a hospitales. La filantropía construyó —y sigue construyendo— imagen: universidades con alas y galerías con salas "donadas por" que son testimonio visible de generosidad. Ese capital reputacional funcionó, durante décadas, como amortiguador frente a controversias: las instituciones beneficiadas a menudo resistieron críticas, o tardaron en confrontar públicamente las prácticas empresariales de los donantes.

La tensión ética que plantea la filantropía estratégica es conocida: ¿puede una sociedad aceptar financiación que normaliza prestigio cuando las actividades que generan esa riqueza han causado daño social? Muchas instituciones encontraron en su bolsillo la respuesta inmediata; la reputación se pagó con nombre en la fachada. Con el tiempo, esa lógica mostró su fragilidad: las demandas públicas y los procesos judiciales señalaron que la reputación comprada no blanquea responsabilidad material.

El clan Sackler operó como una dinastía empresarial con estructuras internas cerradas: reuniones de familia, mecanismos de gobierno y protección legal que blindaron activos. Esa gobernanza familiar permitió adoptar estrategias centralizadas —en marketing, en distribución, en defensa legal— y una cultura de mantener la cohesión pública de la familia frente a controversias. En términos de negocio, fue eficaz: resistió embates, reorientó marcas y adaptó activos. En términos políticos y éticos, esa misma disciplina familiar dificultó la rendición de cuentas: decisiones tomadas en círculos cerrados eran, con frecuencia, opacas para la sociedad.

Cuando el escrutinio público subió de tono, la defensa corporativa se articuló en capas: comunicación estratégica, pagos de regulaciones, y acuerdos legales. La gobernanza privada demostró su eficacia para proteger patrimonio; frente a la pérdida social —vidas dañadas por la crisis de opioides— la familia se encontró en el centro del debate público.

Hoy la historia de la dinastía Sackler es una mezcla de galerías y tribunales. Por una parte, sus donaciones han enriquecido instituciones culturales y científicas que ofrecen valor público: museos más completos, hospitales mejor equipados, becas que sostienen investigación. Por otra, la crítica y las acciones legales han mostrado que un proyecto filantrópico no borra responsabilidades derivadas de decisiones empresariales. Varias instituciones han respondido: algunas retiraron el nombre de salas donadas; otras reasignaron fondos para programas de tratamiento y prevención de adicciones. La reacción pública fue parte de una reparación simbólica y práctica.

La ambivalencia persiste. La filantropía no desaparece y, en muchos casos, se ha convertido en recurso para financiar programas de mitigación del daño. Pero la pregunta ética central no se resuelve con limpieza institucional: una sociedad que quiere justicia exige claridad sobre la relación entre beneficio empresarial y reparación, transparencia sobre acuerdos y políticas que eviten que la reputación compense el daño.

La galería que abrimos al principio permanece: la placa brilla y, en otro lugar, una pared en un centro de rehabilitación muestra fotos de familias en recuperación. La convergencia de ambas imágenes es la lección del capítulo: la filantropía construida con dinero de mercado puede reparar, financiar y sostener bellezas públicas; igual debe ser puesta a prueba frente a la evidencia del daño y a la exigencia de reparación. El brillo del bronce no puede sustituir la conversación sobre responsabilidad.

El cierre no es condena simplista: es llamado a transparencia, a mecanismos que permitan que las donaciones se alineen con la restitución y a políticas públicas que reduzcan la captura corporativa de la salud. La dinastía Sackler deja una huella compleja: una tradición de mecenas y una controversia que obligó a repensar la relación entre riqueza, prestigio y bien público. La tarea colectiva es que la filantropía no sea puramente escudo de reputaciones, sino palanca para justicia real y para reconstrucción del tejido social que resultó dañado.

Capítulo 33: Resistencia en los Márgenes: Huertos urbanos y el retorno a la tierra.

Farmacias llenas y condados vacíos. Una carretera secundaria atraviesa pueblos con letreros que prometen trabajo; en la plaza, la sala de emergencias presenta una fila habitual que no siempre se habla en los boletines: caras jóvenes, manos temblorosas, historias que se repiten. Detrás de esos rostros hay una arquitectura que mezcló ciencia, mercado y política: el lanzamiento y la promoción masiva de analgésicos opiáceos que, con el tiempo, se convertirían en una crisis social de dimensiones nacionales y transnacionales.

El despliegue comercial de ciertos analgésicos —en particular las formulaciones de liberación prolongada que prometían alivio sostenido— se apoyó en una estrategia de mercado bien afinada. Las compañías farmacéuticas financiaron programas de educación para médicos, donaron muestras gratuitas, patrocinaban simposios, y pagaban a médicos influyentes para presentar datos en congresos. Las ventas se acompañaron de materiales promocionales que enfatizaban la seguridad del uso a largo plazo y subrayaban la supuesta baja tasa de adicción si se administraban "correctamente".

Se construyó, además, una narrativa clínica que facilitó la expansión de las prescripciones: el dolor crónico dejó de ser un problema mayoritariamente funcional o social y fue reconfigurado como una condición medible y tratable farmacológicamente. Iniciativas institucionales como la promoción de la evaluación del dolor en consultorios (medir el dolor como un signo vital) y campañas que privilegiaban la satisfacción del paciente contribuyeron indirectamente a normalizar la prescripción de opiáceos. Las fuerzas del mercado supieron usar esa atmósfera: representantes comerciales ejercieron presión de cuotas, ofrecieron incentivos y multiplicaron contactos con prescriptores para consolidar prácticas de uso extendido.

En el terreno de la evidencia científica y la comunicación, emergieron prácticas problemáticas que distorsionaron la percepción del riesgo. Financiamiento de estudios favorables, reparto de materiales que minimizaban la potencial adicción y la promoción de análisis selectivos contribuyeron a un mosaico informativo sesgado. En varios casos documentados, los mensajes públicos no reflejaron con fidelidad la complejidad de los datos sobre dependencia y sobredosis, lo que llevó a muchos clínicos a subestimar riesgos al recetar.

La publicación selectiva, la financiación de "educación continuada" bajo tutelas industriales y la promoción de narrativas simplificadas —"el riesgo de adicción es bajo"— erosionaron la capacidad del sistema sanitario para formular respuestas preventivas a tiempo. Cuando la evidencia emergente mostró la magnitud del problema, la reacción pública descubrió lagunas de transparencia y responsabilidades que se convertirían en eje de litigios y demandas.

El impacto humano fue profundo y heterogéneo. En comunidades rurales y suburbanas, la prescripción amplia generó dependencia en segmentos de población previamente no expuestos a drogas inyectables o consumo de opiáceos ilícitos. Cuando las limitaciones regulatorias o las campañas de reducción de prescripciones comenzaron a contrarrestar el flujo legal, muchos pacientes dependientes buscaron alternativas en el mercado ilícito: heroína y, más tarde, fentanilo y sus análogos, sustancias de potencia mucho mayor y cuyo control de pureza es inexistente. Esa transición amplificó las sobredosis fatales porque el fentanilo, a dosis infinitesimales, puede ser letal y suele mezclarse de manera imprevisible en lotes de droga ilícita.

Las comunidades sufrieron fracturas: familias rotas, menores expuestos a negligencia, un aumento de nacimientos con síndrome de abstinencia neonatal, estadios de criminalidad asociados a la búsqueda de la droga y un incremento del peso asistencial sobre servicios de emergencia y centros de tratamiento mal dotados. Los sistemas locales se vieron desbordados y la respuesta pública tardó en ajustar recursos de prevención, tratamiento y reducción de daños.

Ante la emergencia, gobiernos locales y estatales comenzaron a demandar a laboratorios, distribuidores y cadenas farmacéuticas la responsabilidad por prácticas comerciales y de distribución que facilitaron la saturación de opioides. Las demandas legales alegaron, entre otros puntos, promoción engañosa, ocultamiento de riesgos y falta de controles en la cadena de suministro que permitieron el desvío de grandes volúmenes hacia el mercado ilícito.

Los procesos culminaron en acuerdos multimillonarios, la declaración de bancarrotas corporativas y la implementación de programas de compensación para comunidades afectadas. Es importante notar que estas resoluciones no siempre solventaron plenamente la magnitud del daño: parte del dinero acordado se destinó a un pago a acreedores y sólo fracciones a programas de tratamiento y prevención. Además, la responsabilidad se fragmentó entre fabricantes, distribuidores mayoristas y farmacias, y muchos críticos señalaron que las sanciones legales no siempre corrigieron las prácticas estructurales que fomentaron la crisis.

La crisis, al imponerse como asunto público ineludible, provocó una respuesta múltiple. A nivel regulatorio se impusieron medidas para restringir la prescripción excesiva: guías clínicas restrictivas, sistemas de monitorización de prescripciones (PDMP), límites de dosis y duración inicial de recetas y requerimientos sobre formación para prescriptores. La expansión de programas de reducción de daños —distribución de naloxona para revertir sobredosis, programas de intercambio de jeringas y, en algunos lugares, salas de consumo supervisado— intentó mitigar muertes.

En salud pública, se promovió la expansión del tratamiento con medicamentos efectivos para el trastorno por uso de opioides: metadona, buprenorfina y naltrexona. No obstante, la implementación enfrentó barreras estructurales: estigmatización, regulación restrictiva del acceso a tratamiento, escasez de servicios en áreas rurales y problemas de financiación sostenida. La política pública empezó a dirigirse hacia modelos de atención integrados, prevención en comunidades y estrategias educativas orientadas a médicos y pacientes.

La respuesta a largo plazo exige más que juicios y protocolos: implica inversión sostenida en tratamiento, reconstrucción comunitaria y políticas laborales y sociales que mitiguen los determinantes que favorecen la dependencia. Los acuerdos legales han buscado financiar tratamiento, investigación y prevención, pero las críticas persisten respecto a la adecuación de los fondos y su gobernanza. Muchas comunidades demandaron mesas de reparación más amplias: retiros de marcas, reasignación de indemnizaciones a programas locales controlados por las propias comunidades y medidas de transparencia sobre el uso de recursos.

La memoria del daño se sostiene en memoriales, reportajes, libros y testimonios de familias. Adoptar una política sanitaria que haga justicia implica retomar la prevención —mejor atención primaria, reducción de inequidades, apoyo psicosocial— y no dejar la respuesta únicamente en la esfera punitiva o en el mercado de indemnizaciones.

La crisis de los opioides deja lecciones: la interacción entre marketing, prácticas médicas, regulación y condiciones sociales puede producir epidemias de consumo con consecuencias mortales. La reparación exige transparencia, rendición de cuentas, pero sobre todo inversión en salud pública que incluya tratamiento accesible, programas de reducción de daños y políticas laborales y comunitarias que actúen sobre causas estructurales. En el centro de la narrativa están las vidas concretas: padres, madres, jóvenes que buscaron alivio y encontraron dependencia; trabajadores de emergencias que han visto demasiadas veces la misma cara en otra camilla.

Una pared en un centro de rehabilitación: fotos de egresados, nombres escritos en tiza, historias de personas que lograron reconstruir vínculos. La solución no pasa solo por castigar a quienes fomentaron la epidemia; pasa por reconstruir tejido social, sostener tratamientos y garantizar que la salud deje de ser mercancía predatoria. La política pública y la ciudadanía comparten la responsabilidad de que los condados no vuelvan a vaciarse mientras las farmacias estén llenas.

Capítulo 34: El Gnosticismo Moderno: La búsqueda de un conocimiento interior frente al dogma técnico.

El pitch room y la gota de sangre que no existía. Una sala de presentación con luces frías, sillas dispuestas en filas y una pantalla minimalista al fondo. En el podio, una joven fundadora con suéter negro y voz contenida describe un milagro práctico: un dispositivo pequeño que, con una sola gota de sangre, realizaría decenas de análisis confiables y rápidos, democratizando la medicina y liberando a los pacientes de viajes y esperas. Las imágenes que proyecta son limpias, el relato es cinematográfico y la estética —la promesa de lo "limpio", lo "rápido", lo "disruptivo"— hipnotiza. Es la venta del futuro y, en el brillo de esa promesa, muchos deciden creer, invertir y acompañar.

Elizabeth Holmes construyó su figura con la obsesión del dramaturgo: voz baja deliberada, atuendo uniforme, una narrativa de destino personal que se mezclaba con una retórica tecnológica. No era sólo la idea; era la persona que encarnaba la idea. En el ecosistema de capital de riesgo y medios de la nueva era, la mezcla de juventud, audacia y relato transformador funciona como imán. Holmes supo crear una mitología personal —la joven visionaria que renuncia a la comodidad para rehacer la medicina— y esa leyenda multiplicó atenciones, cheques y silencios.

El carisma operó como capital. Inversores prestigiosos, consejeros con trayectoria pública, y medios seducidos por la novedad financiaron una expectativa. El mito validó la promesa y, en la dinámica de la start-up, la falta de comprobación rigurosa se pudo, por un tiempo, disimular con fe. La figura de la fundadora ganó la capacidad de desplazar dudas: quien encarna una revolución recibe el beneficio de la sospecha menos severa.

La propuesta técnica de Theranos —un aparato compacto que, con microvolúmenes de sangre, entregaría una batería de pruebas— fue, desde el principio, técnicamente ambiciosa. La biología y la química clínica tienen requisitos de sensibilidad, especificidad y control que exigen repetición, calibración y comparación frente a métodos estándar. En la empresa, en lugar de someter la invención a la transparencia científica, se instauró una cultura de secreto: laboratorios cerrados, "cámaras negras" donde sólo unos pocos entraban, acuerdos de confidencialidad que amordazaban a empleados y la práctica de presentar prototipos no validados como producto final.

Esa cultura protegió una ficción técnica. Fallos en reproducibilidad, limitaciones de sensibilidad en determinados análisis y dependencia de equipos externos fueron disimulados. La opacidad permitió que la empresa siguiera vendiendo una promesa que no estaba probada plenamente. La técnica que debiera sostenerse con datos se sostuvo, durante años, con confidencias selectas y fuentes de prestigio que avalaban por asociación.

Theranos construyó un consejo de administración atípico: figuras públicas de alto perfil —ex secretarios de Estado, ex generales, magnates— que ofrecieron prestigio institucional sin exigir controles técnicos que suelen emanar de comités científicos. Ese consejo funcionó como escudo reputacional: su sola presencia en la lista de directores otorgó legitimidad a ojos de medios, socios y reguladores. Cuando la empresa proclamó alianzas con grandes cadenas y hospitales, la imagen de solvencia se reforzó por la presencia de nombres ilustres.

La paradoja fue que la autoridad simbólica sustituyó, durante un tiempo, a la autoridad técnica. Donde se necesitaban auditorías independientes y validaciones reproducibles se ofrecieron cartas de recomendación y sociedades de prestigio que, en la superficie, tranquilizaban a clientes e inversores. El consejo funcionó como coartada: la confianza pública se trasladó desde pruebas a personas.

Los laboratorios internos, los protocolos cerrados y la presión para "hacer funcionar" un aparato que no estaba listo generaron prácticas que, en muchas ramas de la ciencia, son sinónimo de riesgo: repeticiones dirigidas, selección de resultados favorables y presentación de datos de manera parcial. En vez de abrirse al escrutinio, Theranos protegió sus métodos mediante acuerdos legales, intimidación a empleados disidentes y control informativo. La dinámica interna amoldó la evidencia a la narrativa más que la narrativa a la evidencia; se creó así una realidad performativa: la empresa parecía cumplir lo que prometía, pero la verificación independiente era inexistente o negada.

La consecuencia práctica fue concreta: farmacéuticas, cadenas comerciales y sistemas de salud llegaron a considerar alianzas con un socio percibido como tecnológicamente vanguardista. La promesa de pruebas rápidas a bajo costo vendió expectativas logísticas y económicas atractivas. Pero cuando las pruebas empezaron a registrar discrepancias frente a estándares convencionales, la fragilidad de la validación se volvió crisis. El escudo reputacional que protegió durante la construcción del mito no bastó para sostener la empresa frente a la evidencia.

La indagación periodística actuó como palanca. Un reportaje metódico, sostenido en la verificación de documentos, testimonios de ex empleados y análisis técnicos, desarticuló la narrativa oficial. El escrutinio público, al mostrar inconsistencias, abrió la puerta a investigaciones regulatorias y judiciales. La prensa no fue solo voz crítica; fue catalizador de inspecciones que desvelaron fallos, mala praxis y prácticas de ocultamiento.

La caída de Theranos fue, en buena medida, la caída de una imagen. La evidencia empírica, cuando salió a la luz, fue letal: los ensayos que la empresa decía realizar no comprobaban sus afirmaciones y en muchos casos se halló dependencia de laboratorios tradicionales para procesar pruebas que se publicitaban como realizadas in situ. La ilusión se deshilachó cuando la comunidad científica exigió replicación y documentación que la empresa no supo ofrecer.

Theranos es síntoma de una cultura emprendedora que premia la velocidad, la narrativa y el crecimiento a toda costa. En esa cultura, el optimismo tecnológico y la búsqueda de escalabilidad pueden eclipsar los procedimientos de validación exigidos por la biomedicina. La presión por "lanzar" y por proteger ventajas competitivas empujó a decisiones que antepusieron la reputación a la verificación. La credulidad colectiva —de inversionistas, medios y socios— funcionó como combustible: creencias compartidas sostuvieron la empresa hasta que la evidencia la derrumbó.

Pero no todo es condena maniquea: la historia revela fallos en controles externos, en la vigilancia regulatoria y en la responsabilidad de actores que, por omisión o deseo de beneficio, no aplicaron suficiente escepticismo. La lección es sistémica: la cultura del start-up necesita marcos de supervisión especiales cuando las promesas afectan la salud pública.

La caída fue pública y amarga. Pacientes que habían confiado en resultados, empleados despedidos o silenciados, inversores con pérdidas millonarias y la demolición de una figura pública que había encarnado la aspiración tecnológica: todo formó parte de un drama colectivo. Las instituciones que prestaron su nombre tuvieron que revaluar su relación con la filantropía y la reputación; la prensa que creyó inicialmente debió enfrentar la propia credulidad.

En una sala de conferencias vacía, el dispositivo que prometía rendir milagros yace cubierto y silencioso; en una oficina, expedientes y correos electrónicos esperan auditoría; un grupo de ex empleados se reúne en anonimato para contar lo que vio. La lección que queda es elemental y dolorosa: la tecnología médica exige humildad, verificación y apertura; la ilusión de la disrupción no puede sustituir la obligación ética de probar, repetir y compartir. La confianza, una vez traicionada, deja heridas que tardan en sanar; la medicina, por su carácter íntimo y decisivo, merece más que narrativa: merece rigor, transparencia y la primacía del cuidado sobre la seducción del futuro.

Capítulo 35: La Reivindicación de la Intuición: Escuchar al cuerpo más allá del análisis.

Oficinas cerradas y claves que no se comparten. Los pasillos de Theranos habían sido, en sus años de esplendor, un laberinto modernista de vidrio y madera oscura; al entrar, los visitantes sentían la disciplina estética y la promesa tecnológica. Con el tiempo esa estética se transformó en régimen: puertas que se bloqueaban, credenciales que limitaban el panorama, proyectos compartimentados con nombres en clave. En el centro de ese sistema operativo estuvo Sunny Balwani: figura potente en la operativa diaria, artífice de una cultura que mezcló eficiencia extrema, secretismo y temor. Donde antes había inauguración y narrativa, pronto se instaló la sospecha; la empresa más prometedora del valle empezó a funcionar como una celda organizativa.

Balwani llegaba a la escena con un perfil robusto: ejecutivo curtido, con experiencia en operaciones y finanzas y con la capacidad practica para convertir promesas en procesos. Su asociación con la fundadora no fue solo profesional sino íntima, una relación que complicó las fronteras entre la gestión empresarial y la vida privada. Esa mezcla dio lugar a una dinámica de poder peculiar: la pareja fundadora operaba con pactos de lealtad personal que reforzaron decisiones corporativas cerradas al escrutinio.

Como COO, Balwani desplegó un repertorio rígido de control. No era el carisma público de la fundadora, sino la mano que pulía la maquinaria interna: organigramas cerrados, procedimientos estrictos, y una expectativa de resultados sin fisuras. Su autoridad se ejercía con inmediatez y con poco margen para cuestionamientos; en el ambiente de la start-up esa rapidez fue interpretada como eficacia hasta que sus consecuencias humanas se hicieron visibles.

Los equipos trabajaban en células que rara vez cruzaban información entre sí; la filosofía del "necesita saber" se transformó en regla institucional. Cada unidad tenía objetivos parciales y protocolos de comunicación restringida; el conocimiento global sobre la tecnología, los fallos y las limitaciones técnicas se atomizaba. Esa compartimentación protegía recetas internas pero también impidió la crítica horizontal: trabajadores que advertían problemas no sabían adónde llevar la inquietud porque la estructura no estaba pensada para la retroalimentación abierta.

El secretismo se volvió un hábito defensivo: acuerdos de confidencialidad firmados al entrar se interpretaban como orden moral, no sólo legal. En esa atmósfera, la transparencia científica y la colaboración interdisciplinaria —pilares normales en la biomedicina— quedaron suprimidos por rutinas de protección propietaria. El resultado fue una empresa que podía aparentar coherencia externa pero que internamente acumulaba grietas que nadie se permitía señalar en voz alta.

La presión se ejercía de múltiples maneras y con sutileza operativa. Había despidos fulminantes que no solo eran pérdidas laborales sino mensaje disciplinario; había cláusulas contractuales —NDAs— y amenazas legales que paralizaban la denuncia; existían campañas de desprestigio interno contra quienes expresaban dudas: evaluar la capacidad profesional de un crítico, cuestionar su lealtad o señalarle problemas de rendimiento. La combinación de sanciones administrativas y el aislamiento social creó un clima donde el silencio era norma y hablar significaba arriesgar la carrera y la estabilidad personal.

Historias de empleados que fueron excluidos de reuniones, degradados sin explicación o señalados en memorandos circulaban con rapidez. En muchos casos, la presión se interiorizó: colaboradores autocensuraron preguntas que, en contextos académicos o regulatorios, hubieran sido legítimas. La cultura del miedo no solo silenciaba; también deformaba los incentivos, premiando la conformidad sobre la duda razonable.

La ruptura del pacto interno llegó por la valentía de denunciantes que no aceptaron la lógica del silencio. Nombres se hicieron públicos: jóvenes ingenieros y técnicos que, ante la evidencia de procedimientos engañosos o de afirmaciones no verificadas, buscaron instancias regulatorias y periodísticas para exponer la realidad. Sus pasos no fueron fáciles: denunciaron temiendo la represión, enfrentaron campañas de descrédito y asumieron costos profesionales y personales. Sus relatos, sin embargo, fueron la luz que abrió la caja negra.

La fuga de información y testimonios permitió que auditorías externas y periodistas examinaran a fondo lo que hasta entonces circulaba sólo en reuniones privadas. La presión pública que siguió mostró la fragilidad de una organización cuyo fundamento era el secreto: la verdad, una vez articulada, desarmó discursos y obligó a la empresa a enfrentar auditores, reguladores y tribunales.

El proceso judicial que siguió fue demoledor para la construcción pública de la empresa. En cortes y comisiones se expusieron prácticas internas, afirmaciones falsas frente a socios y reguladores, y tácticas de intimidación contra disidentes. Balwani, como figura operativa clave, fue acusado y más tarde procesado por conductas que el sistema penal consideró fraudulentas y engañosas. El juicio deshizo la imagen de eficacia que había cubierto la empresa y mostró la dimensión humana del daño: pacientes, inversores y empleados que confiaron en promesas no verificadas.

El desmantelamiento del mito tuvo efectos simbólicos: la cultura de la start-up fue interrogada en su relación con la ética; inversores revisaron prácticas de diligencia; universidades y hospitales cuestionaron su vinculación con empresas que anteponían la reputación a la validación. El fenómeno se convirtió en caso de estudio sobre cómo no construir la innovación biomédica.

La caída de Theranos y la condena de quienes dirigieron su operativa operativa arrojan una claridad dolorosa: la tecnología y la promesa no liberan a quienes las lideran de la obligación ética. La responsabilidad organizativa implica estructuras de control interno, canales seguros para denuncias, protección real para quienes alertan y una cultura que privilegie la evidencia sobre la narrativa. La innovación necesita tiempo, validación y apertura al escrutinio; la prisa por mercado no puede legitimar el secretismo ni la represión de voces críticas.

En los pasillos vacíos donde antes resonaban órdenes y arengas, quedan lecciones prácticas: programas de compliance robustos, comités éticos independientes, políticas de whistleblower protegidas legalmente y un énfasis renovado en la transparencia científica. La ética organizacional no es un adorno de relaciones públicas: es condición de posibilidad para la ciencia que pretende servir a la vida.

La última escena muestra una puerta que, por fin, se abre al exterior. Empleados que antes temían hablar ahora testifican; instituciones que cedieron su prestigio revisan vínculos; jóvenes científicos recuperan el derecho a la pregunta. El legado de la experiencia no es sólo la ruina de una empresa; es la lección que obliga a construir organizaciones donde la confianza no se compre con silencio y el éxito no se sostenga con represión. La ética, en la gestión de la salud, no es solo buena práctica: es el único fundamento que permite que la innovación sea, verdaderamente, servicio.

Capítulo 36: El Ritual en la Modernidad: ¿Podemos curar sin ceremonia?

La pantalla, la subasta y la sonrisa insolente. Un despacho minimalista con la luz fría de un monitor; en la webcam, un rostro joven y desafiante que parece gustar del efecto de su propio gesto. Martin Shkreli habla en directo con inversores y con trolls, anuncia movimientos de mercado con la seguridad de quien está acostumbrado a decidir sobre cifras que cambian vidas. Su expresión —una sonrisa que desafía, a ratos burlona— se convierte en emblema mediático: no solo de una práctica empresarial, sino de una ética pública que muchos consideran corrosiva. En su mano, el control del precio de un medicamento muestra la tensión entre valor financiero y valor humano.

Para entender a Shkreli hay que entrar en la lógica del capital: adquirir derechos exclusivos sobre medicamentos de nicho —fármacos con mercado reducido pero críticos para pacientes específicos— y optimizar la rentabilidad mediante ajustes drásticos de precio. Este método no es una invención individual; es una técnica de apropiación financiera que explota vacíos regulatorios y la fragilidad de mercados sin competencia. Shkreli lo llevó a un extremo performativo: comprar derechos y multiplicar el precio en cuestión de semanas, transformando una propiedad farmacéutica en palanca de extracción de renta.

El negocio se presenta como racional desde la perspectiva de un operador de mercado: maximizar retorno para inversores. Pero detrás de esa ecuación hay consecuencias concretas: acceso restringido, presiones sobre hospitales y programas de salud pública, y la exigencia implícita a los sistemas de pagar precios que no responden a costo de producción sino a voluntad de mercado. La técnica es eficaz financieramente; éticamente, plantea un conflicto evidente.

El episodio que catapultó a Shkreli a la condena pública fue la compra de los derechos de Daraprim (pirimetamina), un medicamento esencial para el tratamiento de la toxoplasmosis y otras infecciones oportunistas, especialmente en pacientes inmunodeprimidos. Tras tomar control, la empresa aumentó el precio por tableta de aproximadamente 13,50 dólares a 750 dólares, un incremento que multiplicó por más de cincuenta el coste de un fármaco antiguo y sin competencia efectiva.

La reacción fue inmediata: indignación social, declaraciones políticas, cartas de hospitales y organizaciones de pacientes que describían cómo la escalada de precios ponía en riesgo el acceso a tratamientos indispensables. El caso no fue solo económico; se volvió símbolo de la tensión entre lucro y salud pública. Imágenes de pacientes, testimonios de médicos y discursos parlamentarios conminaron a reexaminar el marco regulatorio que permitía semejante alza. Daraprim se transformó en metonimia: un comprimido que condensaba el debate sobre la justicia farmacéutica.

Shkreli no solo practicó la estrategia de precios; la amplificó con un estilo provocador que potenció el efecto mediático. Sus mensajes en redes sociales, su actitud desafiante ante periodistas y su decisión de subastar objetos de cultura pop buscaban construir una figura pública transgresora. La provocación era parte del repertorio: asertividad extrema, desprecio performativo y una exhibición de poder económico que intensificaba la reacción pública.

Este gesto no fue mero exceso personal: funcionó como instrumento reputacional calculado. La notoriedad aumentó la presión regulatoria y mediática, pero también generó ecos financieros —tanto negativos como rentables— que la estrategia buscaba explotar. La performatividad transformó una decisión de precios en una crisis social y política, y alimentó la narrativa de que ciertos actores del mercado no solo buscan beneficio sino dominación simbólica.

En el debate posterior a la crisis surgieron preguntas sobre la personalidad de Shkreli: ¿era su comportamiento señal de rasgos psicopáticos o una actuación deliberada para manipular la atención pública? La distinción importa pero es de difícil resolución pública. La exhibición de desdén y la despreocupación por el daño ajeno remiten a rasgos que la sociedad asocia con deshumanización; sin embargo, también puede leerse como cálculo comunicacional: provocar para consolidar imagen, desviar discusiones o fortalecer la base de inversores que valoran la audacia.

Cualquiera sea la interpretación psicológica, la figura pública de Shkreli sirvió para visibilizar tensiones estructurales: cómo prácticas legales de mercado pueden producir daño social y cómo la teatralidad empresarial puede agravar la percepción pública del sector farmacéutico. La discusión sobre carácter individual no sustituye la insistencia en la necesidad de marcos que limiten conductas que, aun siendo legales, resultan socialmente inaceptables.

El episodio Daraprim no fue el origen del proceso judicial que terminó con la caída de Shkreli: sus cargos penales se relacionaron con fraude de valores y manipulación de mercado en inversiones anteriores ajenas al caso del fármaco. En 2017 fue declarado culpable de fraude y manipulación por engaños a inversores en fondos de cobertura que él dirigía, delitos por los cuales fue sentenciado posteriormente a prisión. Es un punto esencial: la condena penal no fue por la política de precios en sí, sino por prácticas financieras fraudulentas en otra esfera de su actividad.

La distinción es importante desde la perspectiva legal y moral. Si bien la actitud comercial de Shkreli suscitó repudio y debate regulatorio, la imputación judicial se centró en violaciones de law securities. La justicia penal se encargó así de un aspecto de su conducta empresarial que sí constituía delito probado según procesos judiciales; el resto del debate —sobre precios y regulación farmacéutica— quedó en la esfera política y regulatoria, no en la penal.

El caso Shkreli tuvo efectos que trascienden a la persona. Puso en relieve vacíos regulatorios: falta de controles sobre precios de medicamentos huérfanos, ausencia de mecanismos inmediatos para limitar incrementos predatorios y fragilidad de mercados sin competencia. Provocó iniciativas legislativas y regulatorias en varios frentes: propuestas para controlar aumentos súbitos, incentivos para competencia genérica y exigencias de transparencia en precios. El episodio alimentó también movimientos sociales y periodísticos que reclamaron mayor control sobre cómo se fijan precios cuando la salud pública está en juego.

El legado no es la demonización de un solo individuo sino la alerta sobre sistemas que permiten que la rentabilidad extrema se imponga sobre la accesibilidad sanitaria. La discusión política derivada del caso impulsó reformas, pero la persistencia de prácticas similares en otros mercados recuerda que el cambio requiere estructuras legales y vigilancia ciudadana constantes.

Una sala de audiencias: familiares de pacientes, periodistas y legisladores observan mientras el proceso judicial concluye. Afuera, carteles piden reformas; adentro, el veredicto se limita a delitos específicos. La escena es ambivalente: la justicia penal puede sancionar fraudes, pero la reparación de daños sociales exige políticas públicas que reequilibren el derecho a la salud con las reglas del mercado. La lección es clara y difícil: la ética del precio no se resuelve en tribunales financieros; se reclama una deliberación democrática que restituya la prioridad de la vida sobre la cuenta de resultados.

Capítulo 37: Hacia una Medicina Plural: El diálogo entre técnica y tradición.

El despacho del investigador y la pila de papers sin publicar. Una lámpara ilumina una mesa cargada de folios: cartas, correos impresos, una lista de estudios sin datos accesibles. Ben Goldacre se inclina sobre ellas con la curiosidad inquisitiva del médico y la indignación del ciudadano. No es furia vana; es la consistencia de quien ha leído demasiadas veces la misma trama: ensayos con resultados acomodados, análisis que ocultan efectos adversos, estudios pagados que parecen independientes pero no lo son. Frente a la pila, la conclusión aparece con la claridad de una suma: la ciencia médica no funciona como dice funcionar, y eso daña a pacientes y a la democracia.

Goldacre no inicia con arengas morales sino con evidencia acumulada. Señala que la corrupción epistemológica no es siempre malicia explícita, sino hábito sistemático. Empresas que financian ensayos, revistas que publican selectivamente, comités que aceptan conflictos de interés y agencias regulatorias que reciben datos parciales: todo ello conforma un ecosistema donde la información que llega al médico y al público está sesgada hacia el optimismo. El diagnóstico de Bad Pharma es sobrio: cuando el flujo de información se controla, la probabilidad de daño clínico aumenta; cuando la ciencia se transforma en herramienta de marketing, la evidencia deja de ser fiable.

El libro y la investigación de Goldacre trazan mecanismos concretos: estudios negativos que desaparecen en cajones, resultados "empaquetados" para acentuar beneficios, y la proliferación de artículos escritos por la industria pero firmados por académicos de prestigio. No se trata de negar la contribución científica de la industria; se trata de evidenciar que la economía que financia la investigación también orienta lo que se publica y cómo se presenta. El problema, según Goldacre, es epistemológico y político: la medicina requiere datos completos y abiertos para que los juicios clínicos sean buenos; cuando eso falla, la confianza en la profesión se erosiona.

La metáfora del "file drawer" —los cajones donde quedan los ensayos negativos— resume un abuso que Goldacre documenta con paciencia: si solo se publican los ensayos positivos, la literatura se colorea de eficiencia y la balanza de evidencia se inclina artificialmente. Acompañado a esto, la práctica de "endpoint switching" —cambiar el objetivo primario de un ensayo en el informe para enfatizar un resultado favorable— y el "p-hacking" —buscar análisis que produzcan significancia estadística— completan un cuadro en el que los números ya no son espejos de la realidad sino herramientas moldeadas para la persuasión.

El efecto sobre la práctica clínica es directo: guías y metaanálisis que integran literatura sesgada aconsejan intervenciones con beneficios inflados y riesgos minimizados. Goldacre ilustra con ejemplos comunes: un fármaco que, publicado mayoritariamente con resultados positivos, en realidad muestra equilibrio entre beneficio y daño cuando se examinan todos los datos, incluidos los no publicados. La omisión de datos clínicos no es mero descuido: es sesgo que compromete decisiones médicas.

Bad Pharma expone también cómo se construyen redes que legitiman y protegen productos: financiamiento de sociedades médicas, patrocinios de congresos, invitaciones pagadas para médicos "líderes de opinión" y la creación de asociaciones de pacientes financiadas por la industria. Estas redes funcionan como amplificadores de mensajes: un estudio favorable se convierte en charla en congresos, en seminarios para médicos y en reseñas que legitiman su uso. La profesionalidad se mezca con patrocinios y la frontera entre educación y publicidad se vuelve porosa.

Goldacre denuncia prácticas de "ghostwriting" —manuscritos preparados por equipos de comunicación de la industria y atribuidos a académicos— y el uso recurrente de estudios financiados como herramienta de lobby. La captura del discurso científico no es, por tanto, sólo cuestión de manipulación de resultados; es también el control de narrativas que hacen que determinados marcos de interpretación parezcan naturales y otros, marginales.

Frente a ese diagnóstico, Goldacre propone medidas concretas y practicables. La primera y principal es el registro obligatorio y completo de ensayos clínicos: antes del reclutamiento, los investigadores deben inscribir objetivos, endpoints y diseños en un registro público. Ese acto impide el "endpoint switching" y facilita que los resultados negativos sean visibles. La segunda es la publicación de los resultados completos, incluyendo datos primarios cuando sea posible, o al menos de reportes completos de manera que los metaanalistas no dependan de resúmenes sesgados.

Goldacre fue actor en campañas que empujaron estas reformas: presionar a revistas para que exijan registro, defender políticas de acceso abierto a datos y promover la idea de que los protocolos y resultados deben ser patrimonio público. El movimiento AllTrials, por ejemplo, resume esa exigencia: todos los ensayos, con todos sus datos. Estas medidas no son panaceas, pero son herramientas concretas para recomponer la fiabilidad de la evidencia.

Goldacre retoma la dimensión ética: la ciencia médica es confianza social organizada. Cuando la información se oculta por interés económico, la confianza—que es la base del contrato entre médico y paciente— se quiebra. La solución no es sólo técnica (registros, datos), sino cultural: reconstruir normas profesionales que otorguen primacía a la verdad sobre la reputación o la ganancia.

En términos epistemológicos, recuerda que la evidencia no exige dogma; exige método. La transparencia no nos garantiza respuestas definitivas, pero sí nos da herramientas para evaluar incertidumbres con honestidad. Esa honestidad es condición de una ciencia que pretenda servir a la vida y no a la imagen.

Una agenda propositiva: registros obligatorios, datos abiertos, financiación pública de ensayos clínicos críticos, protección real a denunciantes, auditorías independientes y políticas de conflicto de interés más duras en revistas y comités reglamentarios. Goldacre reclama también educación pública: que la ciudadanía comprenda cómo se produce la evidencia y cómo evaluar reclamos médicos. La vigilancia ciudadana y la investigación periodística quedan como contrapesos esenciales frente a capturas institucionales.

La pila de papeles ahora contiene protocolos inscritos, registros públicos e informes accesibles. El investigador que mira la mesa no celebra victoria sino el inicio de tarea continua: la transparencia exige mantenimiento, la confianza requiere prácticas sostenidas. Bad Pharma no es un panfleto de desconfianza generalizada; es llamada a la reinstitucionalización de la ciencia médica como bien común. La conclusión es moral y práctica: la integridad del conocimiento es condición para que la medicina cumpla su promesa; sin ella, las palabras "cura" y "ayuda" pierden su sentido.

Capítulo 38: La Autonomía Terapéutica: Devolver al individuo el poder de su proceso.

La tumba, la noche y el juramento. La casa cerrada sobre la colina —la Tumba— guarda en su oscuridad una liturgia de pertenencia: puertas de piedra, un patio que disimula el bullicio y adentro un decoro que impone silencio. En la penumbra de esa arquitectura, generaciones de jóvenes eligieron convertirse en parte de una genealogía: rituales iniciáticos, noches de confidencias y la promesa tácita de que la lealtad forjada en la intimidad sería semilla de una carrera. La Orden 322 se presenta así como institución de formación social: no una corporación política, sino un taller de afiliaciones que, con el tiempo, produce redes de confianza capaz de permear instituciones públicas y privadas.

Nacida en 1832 en los corredores de una universidad que se volvió incubadora de elites, la sociedad comenzó como agrupación estudiantil con códigos propios: selección discrecional, encuentros cerrados y un repertorio ritual que construyó identidad. Desde sus primeras décadas ganó prestigio por una mezcla de exclusión y ceremonialidad: quienes resultaban elegidos anotaban en su currículum no solo un nombre, sino acceso a una fraternidad de contactos. Ese prestigio se alimentó de la reproducción social: miembros que alcanzaban puestos influyentes en la política, la diplomacia, la industria y la academia llamaban la atención de nuevos candidatos, cerrando un círculo de legitimidad.

La mitología que rodea a la Orden —anécdotas de cenas célebres, de discursos íntimos y de lecciones transmitidas en privado— contribuyó a su mística. La pertenencia funcionaba como señal de estatus más que como programa doctrinal: no hay credo unívoco, sino repertorios de lealtad y códigos de discreción que generan un efecto poderoso en las trayectorias profesionales de quienes forman parte.

El número 322, asociado a la Orden, alimentó todo tipo de interpretaciones simbólicas y mitológicas. En el interior de la sociedad, 322 tiene sentido propio, ritual y emblema; para quienes observan desde fuera, el número se convirtió en signo de misterio que alimenta curiosidad y, a veces, teorías especulativas. Lo importante no es el simbolismo en sí, sino la función que cumple: marcar pertenencia y distinguir lo común de lo cerrado.

Ese distintivo simbólico opera como marca de identidad que facilita el reconocimiento entre miembros en contextos de poder: un encuentro entre dos egresados puede activarse por memoria de confianza previa, por conocimiento tácito del código y por la disposición a cooperar. La genealogía simbólica, en suma, sirve como mecanismo de cohesionamiento y de selección dentro de una red que opera más por confianza interpersonal que por instituciones formales.

A lo largo de las décadas, la Orden reunió a estudiantes que luego ocuparon puestos claves en universidades, hospitales, fundaciones y consultorios regulatorios. Esa concentración de trayectorias produjo un fenómeno conocido: la puerta giratoria entre academia, gobierno y empresas sanitarias. Miembros de la Orden que se incorporaron a consejos de administración, comités de evaluación científica o direcciones hospitalarias llevaron consigo redes personales que, en ocasiones, facilitaron acuerdos, nombramientos y caminos de financiación.

No debe leerse esa dinámica como una trama conspirativa: se trata más bien de un efecto sociológico conocido —cuando las redes personales concentran recursos, facilitan colocaciones y reproducen afinidades—. En medicina, esa reproducción puede tener consecuencias concretas: selección de rectores, preferencia por ciertos modelos de investigación, priorización de líneas de financiación que reflejan la visión de quienes ocupan posiciones de decisión. Aquí la crítica no es al mérito personal sino a la estructura: una profesión que desea pluralidad necesita evitar que las puertas de acceso y de decisión se cierren sobre pequeñas redes reproductoras.

La operación de la puerta giratoria es simple y eficaz: graduados que ingresan a puestos de confianza pública asumen decisiones que afectan a instituciones vinculadas a la misma red; luego, algunos regresan al sector privado o a fundaciones tuteladas por actores de su confianza. Las relaciones personales actúan como moneda de cambio: recomendación, cargo, invitación a comités. El problema central surge cuando esas dinámicas no se traducen en transparencia ni en controles que aseguren que las decisiones públicas se adoptan por criterios técnicos y no por lealtades cerradas.

Los mecanismos son variados: asesorías remuneradas, contratos con universidades, nombramientos en consejos consultivos y comités editoriales. La acumulación de capital social en círculos cerrados reduce la diversidad de voces en espacios decisorios y puede fomentar un sesgo institucional que influye en agendas de investigación, políticas de salud y prioridades filantrópicas. La crítica no es a las redes en sí, sino a su capacidad de cerrar el acceso a la deliberación pública.

Los rituales que fortalecen lealtades —las ceremonias en la Tumba, las autobiografías orales, las cenas privadas— tienen un doble efecto: por un lado, construyen confianza y cohesión; por otro, generan un muro de opacidad que dificulta la fiscalización externa. La cultura del secreto protege la intimidad, pero también puede blindar decisiones que merecen escrutinio cuando tienen impacto público. El derecho a la privacidad de una cofradía no debe convertirse en excusa para sustraer debates que afectan bienes comunes.

En una sociedad plural, la rendición de cuentas es clave. Si las redes que se forman en ámbitos cerrados terminan por dirigir fondos, posiciones y políticas públicas, la democracia exige mecanismos que permitan escrutar esas decisiones y garantizar que la pertenencia no predetermine la justicia distributiva.

La pertenencia a sociedades de élite actúa como forma de capital social que facilita trayectorias: mentoring, mentoría informal, recomendaciones y protección en momentos de riesgo profesional. Esto no es intrínsecamente corruptor; el problema surge cuando la profesionalidad se confunde con afinidad y se prioriza la reproducción social sobre la ampliación de mérito y diversidad. En medicina, por ejemplo, la concentración de puestos de liderazgo en círculos homogéneos afecta la representación de género, de procedencia social y de perspectivas clínicas que enriquecen la práctica.

Las sociedades de élite, por lo tanto, deberían mirarse a sí mismas y preguntarse cómo sus mecanismos de selección impactan en la equidad institucional. La inclusión deliberada, las reglas claras de conflicto de interés y la rotación en comités son caminos para mitigar la reproducción de privilegios sin eliminar la posibilidad de mentoría valiosa.

La historia ofrece ejemplos de cómo redes cerradas facilitan empleos, contratos y posiciones de influencia. En contextos democráticos, esa dinámica no es necesariamente ilegítima, pero requiere transparencia y contrapesos: registros públicos de intereses, declaraciones patrimoniales, normas de recusación y límites temporales en cargos que cruzan lo público y lo privado. Sin esas medidas, la puerta giratoria se vuelve mecanismo de captura institucional que distorsiona prioridades de bienestar público.

El desafío consiste en compatibilizar la libertad de asociación y la existencia de redes de confianza con la obligación de una gobernanza que proteja el bien común. La regulación razonable no impide la amistad ni la colaboración; simplemente exige que las decisiones que afectan a terceros se adopten con criterios auditable y con pluralidad de voces.

La cultura del secreto que rodea a sociedades como la Orden 322 ha alimentado sospechas porque la ausencia de transparencia facilita lecturas conspirativas. Ese fenómeno es, en parte, resultado de la ambivalencia entre la legítima reserva de un club privado y la necesidad de rendición de cuentas en una sociedad que reclama participación. Una cultura que normaliza la opacidad debe ser cuestionada cuando su efecto práctico es la concentración de decisiones públicas en manos de redes cerradas.

Frente a esto, la propuesta no es la abolición de la privacidad sino su institucionalización: reglas que permitan la existencia de espacios íntimos y al mismo tiempo exijan divulgación de vínculos cuando estos interfieren en la toma de decisiones de interés general. Dicho de otro modo: la democracia no reclama que no existan redes; reclama que su influencia sobre lo público sea transparente.

La Orden 322 y sociedades afines no son, por definición, conspiradoras ni malignas; funcionan como estructuras de socialización de la élite. Su existencia pone sobre la mesa preguntas necesarias: ¿quién decide?, ¿con qué legitimidad?, ¿cómo se asegura que la representación social esté presente en los espacios de decisión? La respuesta no es la demonización de la pertenencia, sino la construcción de mecanismos que permitan que las redes de confianza coexistan con la democracia.

La política pública puede protegerse mediante medidas simples y eficaces: requisitos de divulgación, rotación en comités, procesos de selección abiertos y mayor participación ciudadana en la definición de prioridades públicas. La sociedad debe exigir que la amistad y la lealtad no sustituyan la responsabilidad pública ni la transparencia. Las viejas instituciones universitaria y profesional pueden seguir siendo fuentes de excelencia; su legitimidad se sostiene si aprenden a rendir cuentas.

Una mesa de debate donde antiguos miembros se sientan junto a representantes de movimientos sociales y pacientes, discuten políticas de salud y acuerdan criterios de acceso. Esa escena posible resume la lección del capítulo: las redes de poder existen y pueden aportar; la condición necesaria para que aporten legítimamente es la transparencia y el compromiso con la responsabilidad colectiva. La democracia no teme a la élite que se somete al escrutinio; teme, en cambio, a la élite que se cree exenta de él.

Capítulo 39: El Jardín Comunitario: La salud como un bien común y no una mercancía.

El hospital medieval, la piedra y la cruz. En una ribera cercana a la costa, una casa de piedra abre sus muros a viajeros maltrechos; en su umbral, una cruz clara indica hospitalidad y ley. Allí, hace siglos, surgió una práctica que combinaba caridad y organización bélica: la Orden de San Juan, los Caballeros Hospitalarios, fundada como gremio de asistencia a peregrinos en Tierra Santa y transformada, con el tiempo, en un actor institucional de alcance geopolítico. La imagen primitiva —hermandad de enfermeras y hombres de armas cuidando heridos— se seculariza y complejiza hasta adquirir formas de "soft power" que, en la modernidad, articulan filantropía, diplomacia y praxis sanitaria.

La génesis de la Orden se sitúa en la confluencia de dos urgencias medievales: la necesidad de asistencia a los peregrinos que viajaban a los santos lugares y la necesidad de seguridad en rutas peligrosas. Un hospicio erigido en Jerusalén para acoger a los peregrinos lesionados o enfermos fue la semilla de una comunidad que combinó hospitalidad con defensa. De ese cruce emergió una figura novedosa: la orden hospitalaria, dedicada tanto a sanar cuerpos como a proteger rutas y personas.

Las funciones fundacionales eran claras y prácticas: atender heridas, dar albergue y ofrecer cuidados básicos en un contexto donde el acceso a atención médica era fragmentario. La hospitalidad se convirtió en forma de autoridad: quien cuidaba a los viajeros ejercía un control sobre la movilidad, sobre el conocimiento de rutas y sobre las prácticas de asistencia. Esa autoridad, en contextos de escasez, fue instrumento de prestigio y poder local.

La bula papal que reconoció y protegió la Orden permitió que sus estructuras se consolidaran: donaciones de tierras, privilegios jurisdiccionales, exenciones y la facultad de recaudar recursos se institucionalizaron. Con ese reconocimiento vino la capacidad de actuar más allá de lo local: la Orden abrió hospitales, casas de caridad, prioratos y redes de logística que cubrieron buena parte del Mediterráneo y de Europa. Su doble carácter —institución de caridad y entidad con funciones militares en contextos de conflicto— les dio margen para negociar con potencias y con reinos.

Esta expansión geográfica y administrativa transformó a la hospitalidad originaria en aparato organizado. Los hospitales de la Orden pasaron a ser espacios de innovación en técnicas de atención, gestión de recursos y administración de donaciones. La institucionalización papal, que buscó asegurar la continuidad de la obra caritativa, terminó por dar a la Orden las herramientas administrativas y el respaldo simbólico para convertirse en actor internacional.

Durante siglos la Orden se adaptó a nuevas circunstancias: cuando los estados se consolidaron y las rutas cambiaron, la Orden reubicó su acción. En el siglo XIX, con el auge de la filantropía victoriana y el interés por la sanidad pública, la Orden renovó sus estructuras: escuelas de enfermería, hospitales modernos y proyectos de asistencia en territorios colonizados o en tránsito. Su legado medieval de cuidado —la jerarquía de prioratos y la disciplina organizativa— encontró resonancia en el espíritu victoriano que valoraba la eficiencia y la benevolencia organizada.

Esta evolución no fue neutra. El rol geopolítico de la Orden se intensificó cuando su presencia sanitaria abrió puertas a relaciones diplomáticas y comerciales. Actuar como proveedor de salud en regiones estratégicas se volvió también medio de influencia: un hospital no solo curaba cuerpos sino que tejía relaciones con autoridades locales, consejeros y élites. La filantropía institucional ganó dimensión estratégica: la asistencia se volvió herramienta para ganar consentimiento, influir en políticas y asegurar acceso a espacios de poder.

Con el tiempo, la Orden incorporó a su red a miembros de la nobleza, a militares retirados, a benefactores de alto perfil y a figuras del establishment político. Esa membresía selecta facilitó la articulación de una forma de poder blando: la contribución económica y moral a la asistencia sanitaría se convirtió en moneda de influencia. Un donante que sufragaba la construcción de un hospital adquiría, con ello, un lugar de interlocución privilegiada con autoridades y con comunidades locales.

El soft power practicado por la Orden funcionó en varios niveles: legitimidad cultural (su historia dotaba de prestigio cualquier acción), legitimidad técnica (gestión hospitalaria bien organizada) y legitimidad diplomática (capacidad de interlocución en crisis humanitarias). En contextos contemporáneos, las órdenes hospitalarias han sabido reutilizar esa infraestructura para colaborar en respuesta a desastres, programas de vacunación y proyectos de salud pública, manteniendo al mismo tiempo redes influyentes que atraviesan esferas públicas y privadas.

Existe una paradoja constitutiva en la trayectoria de la Orden: la caridad ha sido a la vez acto de justicia y recurso de privilegio. Institucionalizar la asistencia permitió ampliar el alcance del cuidado pero también consolidó jerarquías: quién da y quién recibe quedó, a menudo, marcado por asimetrías de poder. La filantropía organizada puede reproducir dependencias: hospitales costeados desde fuera pueden imponer modelos de atención que no siempre se arraigan en prácticas locales; la provisión de servicios puede, sin querer, desplazar sistemas comunitarios de cuidado.

Esa paradoja plantea interrogantes sobre la legitimidad de la acción: ¿la beneficencia debe ser instrumento para reproducir influencia o para fortalecer la autonomía comunitaria? La historia muestra casos de ambos tipos: intervenciones que fortalecieron redes locales y otras que consolidaron relaciones de dependencia. La evaluación ética requiere mirar efectos a largo plazo y no sólo el gesto inmediato del donativo.

En el mundo actual, la colaboración entre órdenes hospitalarias y corporaciones farmacéuticas o estados plantea dilemas contemporáneos. Asociaciones público-privadas pueden traer recursos vitales para programas de inmunización, investigación y capacidad hospitalaria, pero también pueden generar conflictos de interés: el acceso privilegiado a mercados, la promoción de tecnologías específicas y la influencia en prioridades sanitarias. La relación entre filantropía y grandes intereses no es necesariamente corruptora, pero exige marcos de transparencia y gobernanza que protejan la independencia de las instituciones de asistencia.

La historia reciente ha mostrado que cuando organizaciones caritativas reciben fondos condicionados, la dirección de sus programas puede orientarse por intereses externos. La política responsable exige que la filantropía sanitaria se articule con normas que prioricen equidad, necesidad y evidencia sobre lealtades privadas.

La lección que emerge de esta trayectoria es doble: reconocer la contribución real de las órdenes hospitalarias a la salud pública y, simultáneamente, exigir marcos que eviten que la buena voluntad se convierta en medio de influencia sin control. La institucionalización papal y la continuidad histórica no eximen a estas organizaciones de someterse a la vigilancia pública: transparencia financiera, rendición de cuentas, participación comunitaria en la definición de programas y límites claros a las relaciones con actores comerciales son condiciones necesarias para que la asistencia no reproduzca jerarquías dañinas.

En la práctica, esto implica políticas concretas: auditorías independientes, criterios de prioridad participativos, cláusulas de no condicionamiento en donaciones, y mecanismos de evaluación que midan impacto social además de outputs técnicos. La filantropía, si quiere ser fuerza emancipadora, debe someterse a reglas que garanticen que su eficacia no se convierte en captura institucional.

La Orden de San Juan y los Caballeros Hospitalarios ofrecen una historia compleja: de hospitalidad y guerra, de caridad y estrategia, de cura y diplomacia. Sus instituciones han salvado vidas, formaron infraestructura de salud donde no existía y constituyeron redes de solidaridad transnacional. Pero su historia también recuerda que la caridad, organizada sin controles, puede ser instrumento de poder que reproduce desigualdades. La pregunta final que el capítulo deja en el aire es práctica: ¿cómo sostener la productividad y la capacidad de respuesta de estas órdenes sin permitir que su acción reproduzca estructuras de dependencia o sirva a intereses que no priorizan el bienestar público?

La respuesta es política y administrativa: abrir sus libros, democratizar sus procesos de decisión y construir alianzas que fortalezcan capacidades locales. Solo así la hospitalidad originaria se hará contemporánea: no como gesto de superioridad sino como práctica compartida, orientada a la autonomía, la justicia y la dignidad. En la puerta del viejo hospicio, donde una vez llegaron peregrinos exhaustos, debe quedar hoy un umbral que se abra de par en par, sin condiciones de reputación ni de poder.

Capítulo 40: La Ciencia con Conciencia: Propuestas para una investigación transparente.

Rituales, escritos y la guerra cultural. En una sala insonorizada a la que solo se llega por escalones estrechos, un grupo practica una serie de ejercicios que, para ellos, son técnicas de liberación: entrevistas largas, repeticiones de frases, auditorías que buscan "aligerar" la carga de recuerdos dolorosos. En otra sala, no muy lejos, un consultorio psiquiátrico recibe a un paciente con diagnóstico claro; el médico ofrece un plan que combina psicoterapia y, cuando corresponde, fármacos. Son dos mundos que se miran con recelo: uno propone una disciplina espiritual estructurada en torno a manuales y jerarquías; el otro aplica criterios clínicos, ensayos controlados y marcos de regulación pública. Entre ambos se instalará, con los años, una guerra cultural que mezcla interés por el sufrimiento humano, protección de la libertad de conciencia y reclamos morales sobre la práctica del cuidado.

La figura de L. Ron Hubbard emerge como narrador fundacional: escritor de ficción que sistematizó una doctrina sobre la condición humana basada en una antropología propia —thetanes inmortales, engramas como huellas traumáticas— y en prácticas técnicas para resolverlos. La Iglesia de la Cienciología se artícula como organización que ofrece herramientas prácticas para "liberar" al individuo de cargas psíquicas. En sus manuales, la experiencia personal se codifica en procedimientos técnicos: auditorías, niveles operativos, y un sistema jerárquico de avance.

La genealogía intelectual de ciertas ideas cienciólogas pasa por corrientes esotéricas y por influencias de terapias alternativas; la mezcla de cosmología personal, terapia y ritual dotó a la organización de un doble carácter: religiosidad institucional y oferta terapéutica. Esa ambivalencia alimentó, desde el inicio, preguntas sobre la frontera entre fe y cura; en sociedades laicas, la distinción se volvió cuestión de derecho y de salud pública.

El núcleo dogmático cienciólogo propone que el ser humano es esencialmente un thetán, una entidad espiritual cuya historia incluye traumas —engrams— que obstaculizan su potencial. La técnica de la auditoría pretende localizar y neutralizar esas huellas para restaurar la libertad del thetán. Desde esa perspectiva, la psiquiatría y la psicofarmacología son diagnósticos reductivos: tratan síntomas, pero no restauran la esencia. La crítica es radical y moral: los psiquiatras, según esta lectura, pathologizan y medicamentan la experiencia humana y en última instancia someten al individuo a formas de control social.

Para muchos profesionales de la salud mental, la postura cienciólogа no solo es una crítica epistemológica sino una ofensiva política: cuestiona el fundamento científico de la disciplina, ataca prácticas que han salvado vidas y denuncia una supuesta coerción farmacológica. Así nace la confrontación: por un lado, una propuesta espiritual que reclama autonomía y denuncia supuestos abusos; por el otro, una medicina que responde con evidencias, protocolos y, a veces, el rechazo tajante al planteamiento de la Cienciología.

La tensión institucionalizó: la Iglesia impulsó la Citizens Commission on Human Rights (CCHR), una organización que centró su acción en denunciar abusos psiquiátricos históricos —electroshock mal administrado, internamientos coercitivos— y en cuestionar la legitimidad del poder psiquiátrico contemporáneo. El discurso de la CCHR combinó testimonios de víctimas reales con estrategias de comunicación efectivas: informes, exposiciones, campañas mediáticas y presión sobre reguladores. El resultado fue una visibilidad pública que reabrió debates incómodos sobre prácticas psiquiátricas antiguas y actuales.

La acción de la CCHR, sin embargo, no fue neutral; operó como brazo de presión institucional que buscó desplazar la autoridad psiquiátrica y deslegitimar la normalidad de ciertas prácticas clínicas. La sociedad se encontró, entonces, ante un dilema: por un lado, proteger a los ciudadanos de intervenciones médicas coercitivas; por otro, no vaciar el campo terapéutico de herramientas que, aplicadas con ética, salvan vidas. La organización alimentó movilizaciones y procesos regulatorios que exigieron a la psiquiatría transparencia y autorreflexión.

El enfrentamiento quedó planteado como conflicto de legitimidades: ¿quién tiene autoridad para definir tratamientos sobre la mente humana? La psiquiatría apelaba a ensayos, evidencias y controles institucionales; la Cienciología apelaba a la libertad religiosa, a testimonios de daño y a la soberanía espiritual del individuo. En el centro de la disputa estaba la jurisdicción sobre la persona: la medicina reclama la capacidad de intervenir por el bien sanitario, pero la religión reclama el derecho a ofrecer sólidos programáticos de cura espiritual sin injerencia.

El choque se manifestó en tribunales, campañas políticas y debates públicos: intentos de regular prácticas de la Cienciología como terapéuticas, denuncias a psiquiatras por abusos reales, y un clima donde cada sector acusaba al otro de infringir derechos fundamentales. La tensión no residía solamente en la disputa teórica, sino en el hecho de que personas reales buscaban alivio y se movían entre opciones que a menudo no se comunicaban ni articulaban entre sí.

La paradoja más rica y peligrosa es la que muestra cómo la organización que denunciaba la opacidad médica desarrolló internamente prácticas de secretismo y control similares a las que criticaba. La centralización del poder, las cadenas internas de mando, la gestión opaca de la información y las acusaciones de coerción contra exmiembros pusieron a la Cienciología frente a su propio espejo: la acusación de replicar los mecanismos de control que atribuía al sistema psiquiátrico.

Esa dinámica complejizó el debate: la crítica de la Cienciología a la psiquiatría podía ser legítima en tanto señalaba abusos concretos; pero la manera en que la organización se estructuró dificultó que su discurso fuera leído sin suspicacia. La transparencia demandada a la medicina devino, para la propia Iglesia, exigencia que su práctica interna no siempre pudo cumplir. La paradoja subraya la queja más íntima de la modernidad: la coherencia ética requiere que quien exige rendición de cuentas practique la misma apertura.

La libertad religiosa y la autonomía personal son valores democráticos fundamentales; la medicina científica y la protección del paciente son igualmente esenciales. El desafío es construir marcos que permitan a cada práctica existir sin lesionar derechos: a) asegurar que quienes recurren a alternativas tengan acceso a información veraz sobre riesgos y beneficios; b) exigir que cualquier intervención que se presente como terapéutica cumpla mínimos de seguridad y respeto al consentimiento; c) proteger a personas vulnerables de la coerción, ya provenga de un sistema psiquiátrico o de un movimiento espiritual.

En términos regulatorios implica medidas concretas: protocolos de acreditación para prácticas que pretenden curar, espacios de diálogo entre instituciones religiosas y sanitarias, y mecanismos de denuncia protegidos que permitan documentar abusos sin convertir las acusaciones en armas ideológicas. La prioridad debe ser la dignidad del paciente y la preservación de autonomía, no la victoria retórica de una u otra tradición.

En algunos casos, la solución práctica ha pasado por la cooperación: acordar marcos de referencia donde la intervención espiritual complementaria no excluya el acceso a cuidados médicos, y donde la medicina clínica reconozca la dimensión simbólica y existencial del sufrimiento humano. Proyectos piloto en algunos países han probado protocolos de colaboración entre terapeutas, líderes religiosos y médicos para abordar crisis de sentido sin desatender la seguridad clínica. Estos caminos no son panacea, pero muestran que la tensión se puede transformar en co-responsabilidad.

Una mesa redonda donde, sentados, hay un psiquiatra, un representante de la CCHR, un líder espiritual y un paciente que ha transitado ambos mundos. Hablan no para imponerse sino para construir acuerdos mínimos: transparencia en tratamientos, respeto por convicciones, protocolos de seguridad y vías de apelación pública. La conversación es tensa y sincera, a la vez: la libertad y la protección no se obtienen por decreto, sino por deliberación. El cierre hace una apelación normativa: la salud mental exige un campo plural pero regulado, donde la innovación espiritual y la evidencia clínica se pongan en diálogo sin que la vida humana sea moneda de cambio.

Capítulo 41: El Retorno de la Serpiente: Integrar la sombra y el riesgo en la sanación.

Una habitación de hospital y una madrugada de revelación. La luz amarilla de una lámpara sobre la mesita proyecta una mancha tibia en la pared; fuera la ciudad respira, dentro el tiempo se ha hecho pequeño. Bill Wilson está tumbado, agotado por años de consumo y fracaso: vómitos, delirios, noches de insomnio, la sucesión de intentos de abstinencia que se rompen como olas contra una roca. Alguien le aplica un tratamiento experimental —una mezcla de alcaloides, purgas y procedimientos médicos de la época— y, en la penumbra entre la fiebre y la lucidez, siente algo que no sabrá explicar bien con palabras técnicas: una súbita irrupción de luz blanca, una sensación de presencia que lo atraviesa y lo sostiene. Esa experiencia singular —relatada una y otra vez por él mismo y por quienes lo acompañaron— será, después, el germen de una comunidad que hará del testimonio mutuo y del cuidado recíproco una forma de salvar vidas.

La medicina de principios del siglo XX navegaba todavía en una zona de experimentación donde técnicas rudas —emesis, sulfatos, purgas— convivían con la incipiente farmacología moderna. Para muchos enfermos de dependencia no había itinerarios claros; la sociedad marginaba y las instituciones ofrecían medidas paliativas con resultados erráticos. En ese contexto, quienes buscaban la cura eran a la vez pacientes y experimentadores: probaban recetas, regímenes, cambios de ambiente, terapias morales y contactos con grupos informales que compartían recursos. La desesperación empujaba a probar lo que estuviera al alcance; la ciencia aún no había construido protocolos robustos para tratar la adicción con base en evidencia.

Bill Wilson es, por tanto, símbolo de una búsqueda que combina medicina, voluntad personal y búsqueda espiritual. Su experiencia en el hospital se inscribe en un marco médico donde los límites entre terapia y prueba estaban poco delimitados; pero ese hecho técnico no resta fuerza a la vivencia subjetiva que surgiría y que él interpretaría como contacto con algo mayor. Las prácticas tóxicas de la época —que hoy hubieran estado sometidas a escrutinio ético— fueron parte del paisaje que permitió, accidentalmente, la apertura a una experiencia que transformarían en movimiento social.

La narración de la llamada "Luz Blanca" forma parte del relato fundacional de Alcohólicos Anónimos: una epifanía que no es sólo alivio físico sino cambio moral y sentido de misión. Según la memoria colectiva de la organización, esa vivencia dio a Wilson la convicción de que la recuperación —más allá de la abstinencia— requería conexión con algo que trascendiera la fuerza de voluntad privada: un "Poder Superior" que cada quien pudiera definir. A partir de ese núcleo fundacional se gestaron los Doce Pasos: confesión, reparación, servicio y una continua apelación a la experiencia espiritual como fuerza transformadora.

Lo decisivo fue que Wilson no guardó su revelación como experiencia íntima exclusiva; la hizo práctica comunitaria. Convocó a otro alcohólico, compartió su historia y probó que la confesión mutua, la rendición ante un testigo y la práctica del apoyo recíproco producían cambios concretos: disminución de recaídas, recuperación de empleo y, en muchos casos, reconstrucción de vínculos. La nueva forma de tratamiento tenía elementos terapéuticos y espirituales a la vez: rituales sencillos (reuniones, testimonios), una ética de servicio y la idea —radical en su modestia— de que la experiencia transformadora podía transmitirse de persona a persona.

En las décadas siguientes, y particularmente en los cincuenta, ciertos científicos y clínicos comenzaron a explorar sustancias que abrían estados de conciencia como herramientas terapéuticas. Bill Wilson, movido por la lógica de buscar medios efectivos para restituir sentido a vidas rotas, participó en ensayos y experiencias con psicodélicos en contextos clínicos controlados. Para él, estas experiencias no fueron mera curiosidad sino continuación de la búsqueda espiritual que había animado su trabajo con los Doce Pasos: si una experiencia mística había producido su conversión, quizás ciertas sustancias, administradas con cuidado, pudieran facilitar insights semejantes en otros.

Los ensayos en los que participó Wilson —y a los que se acercó con prudencia— pretendían explorar si estados alterados de conciencia podían complementar procesos de psicoterapia o reactivar recursos espirituales en pacientes resistentes. Los resultados, como mostraría la historia posterior, fueron mixtos. Para algunos participaron en terapias que reportaron profundos cambios subjetivos; para otros, los riesgos y la ausencia de marcos asistenciales claros produjeron experiencias difíciles e incluso daños. La década ofreció intuiciones valiosas, pero también la evidencia de que la química no sustituye la ética ni el acompañamiento clínico riguroso.

Usar sustancias para inducir estados espirituales plantea un dilema ético complejo. Por un lado, la historia humana registra que prácticas rituales, ayunos, privaciones sensoriales y plantas enteógenas han sido vía de trascendencia y sanación en múltiples culturas; por otro lado, la inserción de esas técnicas en un marco biomédico moderno exige principios: consentimiento informado, protocolos de seguridad, acompañamiento psicológico y evaluación de riesgos a largo plazo. Wilson, que vivió en la intersección de lo clínico y lo espiritual, representa esta tensión: la búsqueda sincera de salvar vidas y la necesidad de no convertir la técnica en pretexto para procedimientos sin control.

La historia de Wilson y del uso experimental de sustancias muestra que la experiencia espiritual facilitada químicamente puede ser poderosa, pero también que la potencia no legitima la ausencia de marcos protectores. La ética exige que cualquier intervención que modifique la conciencia se practique con criterios de reparación, transparencia y cuidado: preparación del paciente, presencia de guías cualificados, integración posterior de la experiencia y evaluación de efectos adversos. La intervención espiritual no es atajo; requiere responsabilidad profesional y comunitaria.

La biografía de Bill Wilson y la historia de Alcohólicos Anónimos generan una paradoja instructiva. Por una parte, Wilson fundó un movimiento que ha salvado vidas a través de la fuerza de la comunidad, el testimonio compartido y la apelación a la experiencia espiritual. AA ha ofrecido refugio a millones y ha mostrado que la recuperación puede articularse en redes de apoyo horizontal. Por otra, el propio fundador exploró vías que hoy la organización no institucionalizó: Wilson participó en experimentos con psicodélicos y mantuvo interés por métodos no convencionales, algo que la estructura de AA —por su principio de neutralidad respecto de ideas médicas y políticas y su énfasis en la experiencia personal— no adoptó como práctica organizada.

La paradoja no es condena sino enseñanza: la recuperación requiere pluralidad de recursos y prudencia institucional. AA, en su carácter voluntario y comunitario, ha priorizado la soberanía de la experiencia y la ética de no prescribir soluciones. Wilson, en su vida personal, buscó ampliaciones que la organización no pudo institucionalizar sin comprometer principios fundacionales: neutralidad, autonomía y la ausencia de líderes carismáticos que dictaran prácticas universales. El resultado fue una tensión fecunda: la organización se benefició de la experiencia espiritual que motivó su creación y, al mismo tiempo, mantuvo distancia de técnicas químicas que podrían haber ritualizado la cura en otra dirección.

La historia de Bill Wilson ilustra un aprendizaje que atraviesa la medicina y lo sagrado: las experiencias que transforman la vida son reales y valiosas, pero su producción y administración requieren protocolos éticos y acompañamiento. La "Luz Blanca" no se reduce a un hecho clínico ni la posibilidad de inducir estados místicos se limita a la química; ambas cosas coexisten en la experiencia humana. La pregunta práctica que queda para la medicina contemporánea y para las comunidades espirituales es cómo integrar potencia y prudencia.

La lámpara aún proyecta su luz amarilla, pero ahora la mesita también contiene un pequeño volumen de los Doce Pasos, una nota manuscrita que recuerda una sesión de integración y, sobre la almohada, la huella de una mano que se cierra en gesto de agradecimiento. La lección de Wilson no es receta técnica sino ética: combinar búsqueda con humildad, explorar con cuidado y reconocer que la curación lleva nombre plural—científico, comunitario y espiritual— y que cada una de esas esferas exige responsabilidad.

Capítulo 42: La Ética del Cuidado: Más allá del tratamiento, el acompañamiento.

Un auditorio lleno y una diapositiva sobre "Homo Deus". La luz del proyector arroja sobre la pantalla una imagen que mezcla gráficos y metáforas: longevidad, mejora cognitiva, fusión hombre-máquina. En el podio, una voz que ha hecho del pasado una lente para imaginar el futuro traza horizontes donde la biología se vuelve proyecto y la política, laboratorio. El transhumanismo, en ese recinto, se presenta como promesa: corregir debilidades, prolongar capacidades, rehacer la condición humana. Pero la promesa no viene sin tensiones: desigualdad, propiedad sobre la vida, decisiones éticas que no admiten respuestas técnicas sencillas.

El transhumanismo se define por una ambición central: trascender los límites biológicos mediante la ciencia. No es un único programa, sino familia de iniciativas que comparten objetivos semejantes: aumentar la longevidad, optimizar la cognición, integrar máquinas y organismos, modular afectos y construir cuerpos mejorados. Las tecnologías que lo hacen plausible son concretas y variadas: edición genética (CRISPR y más allá), terapias celulares y génicas, interfaces cerebro-computadora, nanotecnología reparadora, bioimpresiones de tejidos y algoritmos que prometen predecir y corregir riesgos a niveles moleculares.

Cada una de estas herramientas trae una promesa específica. La edición génica ofrece curas para enfermedades monogénicas y posibilidades de modificar rasgos; las BCIs prometen restaurar funciones y abrir canales de comunicación inéditos; la teranóstica y la nanotecnología habilitan intervenciones localizadas y personalizadas. Juntas, conforman un horizonte en que la biología deja de ser destino y se convierte en materia programable. La utopía técnica refiere no solo a salud, sino a la ampliación de capacidades humanas: memoria ampliada, atención mejorada, vidas más largas y, con ello, nuevas formas de experiencia y desigualdad.

Yuval Noah Harari ocupa un lugar singular en este debate: su obra —desde Sapiens a Homo Deus— no prescribe tecnologías, pero las interpreta como fuerzas que configuran sentido. Harari actúa como narrador público que traduce la complejidad científica a escenarios morales y políticos: ¿qué ocurre cuando los algoritmos saben más sobre nosotros que nosotros mismos? ¿Qué pasa si la longevidad se convierte en privilegio de una minoría? Sus textos no son manual técnico; son advertencias y mapas. Por eso, gobiernos, foros internacionales y oficinas de estrategia leen sus páginas como herramientas de imaginación política.

La fuerza discursiva de Harari radica en convertir tendencias técnicas en dilemas humanos: privacidad, agencia, desigualdad. En sus conferencias evoca no tanto el detalle molecular como las consecuencias sociales: sociedades divididas entre quienes pueden permitirse mejoras y quienes no; mercados que compran derechos sobre cuerpos; algoritmos que deciden empleabilidad. En su trabajo hay ambivalencia: reconocimiento del potencial liberador de la ciencia y alerta sobre su apropiación por centros de poder. Harari no prescribe, pero obliga a pensar la gobernanza.

Uno de los ejes más inquietantes del debate transhumanista es la cuestión de la propiedad. La capacidad de editar genes, sintetizar células o cargar memorias plantea un escenario donde la vida pueda ser objeto de derechos exclusivos. Las patentes sobre secuencias genéticas, plataformas de terapia y procesos de modificación crean ya mercados donde la biología humana se comercializa: licencias que limitan acceso, precios que determinan quién recibe tratamientos y modelos de negocio que privilegian retorno sobre equidad.

El riesgo no es hipotético. Casos recientes de patentes sobre genes o de exclusividad en terapias han mostrado cómo la propiedad intelectual puede restringir el acceso a curas transformadoras. En el contexto transhumanista, ese modelo escala: si la longevidad o la potenciación cognitiva son patentables, la desigualdad no será solo económica sino ontológica. Nacer con o sin mejoras, o poder pagarlas a lo largo de la vida, puede devenir en nuevo eje de estratificación. Por eso, la discusión sobre patentes no es tecnocrática: es política de justicia distributiva.

Más allá de la distribución material, el transhumanismo choca con preguntas morales y espirituales profundas. Para tradiciones que valoran la fragilidad humana, la finitud no es defecto sino horizonte de sentido: morir enseña, limita la arrogancia y da urgencia. La posibilidad de extender la vida indefinidamente—o de modificar rasgos íntimos—

plantea la pregunta de si vale la pena renunciar a lo que ha formado culturas enteras: la mortalidad, la incertidumbre, el duelo.

Harari y otros pensadores recuerdan que la búsqueda de control total sobre la vida puede erosionar dimensiones existenciales: proyectos que prometen mejoramiento pueden reducir la experiencia del dolor transformadora en mero problema técnico a solucionar. Aquí reaparece el viejo conflicto entre técnica y alma: ¿la ciencia debe hacerse cargo de todo aquello que nos constituye como humanos? No es una cuestión religiosa únicamente; es una deliberación sobre qué rasgos de la condición humana queremos preservar. El transhumanismo ofrece herramientas, no respuestas morales; las sociedades deberán acordar límites.

La escala global del proyecto exige una gobernanza internacional que hoy no existe. Empresas transnacionales, fundaciones filantrópicas con recursos gigantescos, estados poderosos y foros privados (think tanks, conferencias de élite) influencian la dirección de la investigación. La presencia de actores no democráticos en la definición de límites —patrones de financiamiento, acuerdos de exclusividad, regulaciones suaves— pone en riesgo la equidad global.

Propuestas de gobernanza existen: tratados internacionales sobre edición germinal, moratorias temporales, normas de acceso abierto a datos genómicos, convenios sobre BCIs que protejan la privacidad mental. Pero faltan mecanismos de cumplimiento y representación: ¿quién representa a los países de bajos ingresos en estos foros? ¿Cómo garantizar que la distribución de beneficios no reproduzca jerarquías coloniales? El riesgo de "imperio tecnológico" —ciertos países o corporaciones imponiendo estándares— es real. La respuesta pasa por marcos multilaterales, participación de la sociedad civil y transparencia en financiación e investigación.

El transhumanismo es posibilidad y peligro simultáneos. La tecnología puede aliviar sufrimientos que hoy son inevitables —enfermedades genéticas, discapacidades, pérdidas funcionales— y abrir nuevos horizontes de experiencia humana. Pero también puede profundizar desigualdades, mercantilizar la vida y erosionar aspectos de sentido que sostienen comunidades. Yuval Harari actúa en este debate como voz que ilumina escenarios posibles y recuerda que la pregunta política no es si podemos, sino si debemos —y bajo qué reglas.

La tarea es política, ética y técnica a la vez: crear marcos que permitan innovación terapéutica y, simultáneamente, proteger la integridad humana. Propuestas concretas emergen: regulación de patentes que priorice acceso, fondos públicos para investigaciones no lucrativas, comités internacionales de ética con representación global, obligación de ensayos transparentes y mecanismos de participación ciudadana en decisiones biotecnológicas. Por último, hay una llamada moral: que la discusión no sea sólo de especialistas y élites, sino de comunidades, conteniendo imaginación y cuidado. La promesa transhumanista exigirá, para ser legítima, institucionalismos que pongan la vida compartida por encima de la ganancia privada y la soberanía individual por encima de la venda del mercado.

Capítulo 43: La Plaza de la Salud: Modelos de gestión comunitaria del bienestar.

Un laboratorio de implantes y una jaula de señales. En una sala de quirófano, un cráneo abierto bajo un campo estéril; microelectrodos acomodados con precisión milimétrica, cables que salen a un registrador; en otra sala, una persona con parálisis mira una pantalla y, con concentración, mueve un cursor que antes ni su cuerpo ni su voluntad podían desplazar. La promesa de las Interfaces Cerebro-Computadora (BCI) condensa esa imagen: puentes técnicos entre neuronas y máquinas que restauran funciones, comunican intenciones y, en la imaginación más audaz, podrían leer o escribir estados mentales. La ambivalencia es la misma desde los primeros ensayos: liberación para algunos, riesgo para otros.

Las BCIs han avanzado con una mezcla de humildad técnica y espectacularidad mediática. En el lado terapéutico, existen dispositivos implantables que registran actividad cortical con electrodos intracraneales y permiten a personas con parálisis controlar prótesis, escribir en pantallas o mover un cursor con la intención. Otros enfoques no invasivos —electroencefalografía (EEG), registros de campo próximos— ofrecen menos resolución pero mayor seguridad y facilidad de despliegue. Empresas y centros de investigación han mostrado prototipos que traducen patrones neuronales en acciones motoras o comandos digitales, y algunos programas clínicos ya han logrado comunicación básica en pacientes con afectaciones motoras severas.

Las limitaciones técnicas siguen siendo sustanciales. La resolución espacial y temporal, la biocompatibilidad de los implantes, el deterioro del rendimiento con el tiempo, la necesidad de recalibraciones frecuentes y la variabilidad interindividual en la señal cerebral son obstáculos reales. Además, la interpretación de patrones neurales dista de ser lectura directa de pensamientos: lo que hoy puede decodificarse son correlatos de intención o representaciones sensoriomotoras concretas, no flujos narrativos mentales. La miniaturización, la mejora en materiales y las técnicas de aprendizaje automático han acortado distancias, pero la promesa de lectura mental completa sigue siendo, por ahora, prospectiva más que alcanzada.

Los beneficios terapéuticos son reales y, para algunos pacientes, transformadores. Restauración de comunicación para personas con síndrome de enclaustramiento o ELA, control de prótesis neurorobóticas para recuperar capacidad de agarre, dispositivos de estimulación profunda para controlar dolor refractario o temblores en la enfermedad de Parkinson: estas aplicaciones muestran un claro aporte de las BCIs. La clave ética y clínica es el principio de proporcionalidad: aplicar tecnologías cuando el balance entre beneficio y riesgo sea favorable y cuando existan protocolos de seguimiento y acompañamiento.

Las BCIs también ofrecen vías de rehabilitación: el biofeedback neuronal puede facilitar la reconfiguración funcional tras ictus, y la estimulación cerebral dirigida —cuando está respaldada por ensayos controlados— puede mejorar la calidad de vida en trastornos motores o de dolor crónico. En todos los casos, la evidencia exige ensayos clínicos rigurosos, consentimiento informado profundo, y planes de mantenimiento a largo plazo que incluyan seguridad técnica, apoyo psicosocial y acceso continuo a reparaciones y actualizaciones.

La miniaturización y la difusión de sensores no invasivos plantean una deriva inquietante: convertir la monitorización mental en herramienta disciplinaria. Experimentos con cascos de EEG para medir atención en el aula o cargas cognitivas en ambientes laborales han adquirido clientes en empresas y algunos proyectos educativos. Medir la atención o la carga cognitiva puede tener usos legítimos —diseño pedagógico, ajuste de la ergonomía—, pero su incorporación como métricas de evaluación, productividad o disciplina plantea riesgos de control y estigmatización.

La vigilancia cognitiva puede erosionar privacidad, inducir conformidad y convertir estados internos en datos disciplinarios. En escuelas, por ejemplo, el monitoreo continuo de atención podría penalizar a quienes tienen perfiles neurocognitivos distintos (TDAH, ansiedad), y en el trabajo puede convertirse en herramienta de supervisión que reduce la autonomía. El desarrollo de BCIs no invasivas para educación exige límites claros: participación voluntaria, anonimización de datos, prohibición de usos sancionatorios y supervisión ética externa.

La historia ofrece precursores inquietantes. La ambición de leer o modular la mente no nace hoy; programas clasificados del pasado exploraron formas de inducir estados y obtener información mediante sustancias y estímulos. Las BCIs contemporáneas difieren tecnológicamente—no dependen de dosis químicas ni de coerción administrativa—pero la continuidad conceptual es clara: la técnica que permite acceder y modular la mente siempre plantea la tentación de uso para control. Los guardarríos históricos muestran que la tecnología sin marcos éticos tiende a ser instrumentalizada.

Esto no implica equivalencia automática ni conspiración técnica; significa que la memoria histórica debe informar la gobernanza: la experiencia del pasado obliga a regulación anticipatoria, transparencia en investigación y límites explícitos sobre usos militares o de seguridad que vulneren derechos fundamentales.

Investigaciones públicas han logrado reconstrucciones aproximadas de imágenes visualizadas o de palabras a partir de patrones neuronales, pero esas técnicas requieren condiciones experimentales, modelos de entrenamiento y no equivalen a lectura literal del pensamiento. El potencial de decodificación que avanza obliga, sin embargo, a considerar la privacidad mental como derecho emergente:

la idea de que la mente sea un espacio inviolable frente a extracción no consensuada de datos neuronales.

Proteger la privacidad mental implica marcos legales y técnicos: prohibición de extracción de datos neuronales sin consentimiento, normas sobre almacenamiento y uso, derecho a borrar datos cerebrales y estándares de encriptación y seguridad robusta para evitar accesos no autorizados o hacking de implantes. La extrapolación de capacidades actuales a escenarios de vigilancia masiva es especulativa pero plausible; la prevención exige anticipación legislativa y estándares internacionales.

La respuesta requiere una gobernanza múltiple y proactiva. Recomendaciones prácticas emergen con claridad: protocolos clínicos transparentes, comités éticos interdisciplinarios con representación ciudadana, ensayos multicéntricos con datos abiertos, regulaciones sobre interoperabilidad y seguridad, salvaguardias laborales contra la vigilancia cognitiva, y marcos internacionales que definan delitos sobre extracción no consensuada de datos neuronales. Además, la equidad debe ser prioridad: garantizar que aplicaciones terapéuticas lleguen a poblaciones desatendidas y no solo a quienes puedan pagar.

La tecnología puede transformar vidas con responsabilidad si su despliegue se somete a control democrático. Las BCIs tienen potencial indudable para aliviar discapacidades y restaurar funciones; a la vez, suscitan riesgos que afectan autonomía, privacidad y justicia. Gobernar esa doble cara exige transparencia, participación pública y normas que protejan la mente como espacio de libertad. La apuesta es la siguiente: permitir la innovación que cura y, simultáneamente, erigir barreras firmes contra usos que domesticen o mercantilicen lo más íntimo de la persona.

Capítulo 44: El Gnosticismo Práctico: Una propuesta de vida conectada y consciente.

Salas de conferencias y lazos invisibles. Los congresos internacionales muestran siempre el mismo decorado: sillería neutra, pantallas, cafés discretos y, en los pasillos, interlocutores que no aparecen en los programas oficiales. Allí se tejen alianzas: representantes de compañías farmacéuticas, directores de agencias regulatorias, ministros de salud, académicos con proyectos financiados y dirigentes de fundaciones con balance millonario. La escena es a la vez profesional y política: se intercambian datos, se negocian prioridades y, a veces, se cierran acuerdos que después despliegan efectos globales. Esa concentración de encuentro explica parte del fenómeno que denominamos captura corporativa de la salud global: una red de recursos, influencia y acceso que desplaza decisiones públicas hacia lógicas de mercado.

La captura opera por vías concretas. El lobby organiza encuentros, elabora estudios y presiona a legisladores para modelar regulaciones favorables. La financiación, directa o indirecta, condiciona agendas: becas, donaciones a universidades, contratos de investigación y paquetes de "educación médica" que incluyen a líderes de opinión. La puerta giratoria —movilidad de personal entre reguladores, empresas y consultorías— borra fronteras de interés: expertos que supervisaron una norma pueden, años después, trabajar para las empresas reguladas, y viceversa.

Estos mecanismos no son siempre ilegales. Funcionan dentro de marcos formales: contratos, consultorías, subvenciones. Sin embargo, su acumulación genera asimetrías de poder: quien dispone de recursos puede definir prioridades de investigación, modelar criterios de aprobación y orientar la conversación pública sobre riesgos y beneficios. El resultado práctico es una influencia desproporcionada que favorece soluciones tecnológicas patentables frente a inversiones menos lucrativas pero esenciales —saneamiento, nutrición, atención primaria—.

Los grandes foros de deliberación privada reúnen a actores con poder económico y político en espacios de conversación cerrada. Organizaciones como el Foro Económico Mundial, los grupos que se reúnen en conferencias privadas o redes de élite académica no son, por definición, conspirativas; ejercen sin embargo un efecto de agenda-setting: consensos que se forman en esos espacios influyen en políticas públicas porque quienes deciden después pertenecen a los mismos círculos. La opacidad de las deliberaciones alimenta desconfianza: cuando decisiones que afectan a la salud mundial emergen de mesas exclusivas, la legitimidad democrática se erosiona.

No todo lo discutido en estos foros es pernicioso: muchos promueven cooperación internacional y respuestas coordinadas. El problema aparece cuando la participación de grandes actores privados no va acompañada de reglas de transparencia y rendición de cuentas, y cuando los consensos privados se traducen en políticas públicas sin debate ni legitimación democrática.

La filantropía puede aportar recursos críticos para la salud global; aquí está la paradoja: cuando donaciones gigantes definen prioridades, la línea entre apoyo útil y condicionalidad estratégica se difumina. Fundaciones privadas sostienen programas de vacunación, investigación y respuesta a epidemias; a menudo actúan con agilidad donde los estados tardan. No obstante, su poder de decisión —sobre qué investigar, qué capacidades financiar y qué tecnologías priorizar— plantea preguntas democráticas: ¿quién decide prioridades sanitarias mundiales, un fondo privado o la comunidad afectada?

El riesgo es la cooptación de la agenda pública: proyectos financiados con altos recursos pueden imponer modelos tecnológicos patentables y mercados cerrados. La integridad exige mecanismos que garanticen que la filantropía complemente, no condicione, las políticas públicas: acuerdos transparentes, co-diseño con países receptores y auditorías independientes sobre resultados y efectos colaterales.

La captura normativa se expresa cuando los procesos de aprobación y vigilancia de medicamentos y tecnologías dependen excesivamente de datos financiados por industria, asesorías pagadas por los propios interesados o expertos con conflictos de interés. El resultado es conocido: niveles de precaución desiguales, standards que favorecen soluciones valiosas para empresas y un sistema que penaliza alternativas no patentables por falta de investigación financiada.

Las medidas correctoras pasan por reforzar la independencia de los reguladores: financiación pública estable, comités con rotación obligatoria y divulgación activa de conflictos; acceso a datos crudos de ensayos clínicos; y procedimientos de evaluación que ponderen no solo eficacia técnica sino impacto social y costo-beneficio poblacional. Sin estos contrapesos, la regulación deviene brazo operativo de quienes disponen de influencia económica.

Cuando la captura dirige recursos hacia tecnologías patentables y mercados solventes, las consecuencias globales son de desigualdad: vacunas y terapias accesibles primero a países ricos; soluciones preventivas y de saneamiento postergadas; modelos de salud pública orientados a consumo de productos en lugar de inversión en determinantes sociales. La captura conforma una gobernanza biopolítica que prioriza la rentabilidad sobre la justicia distributiva.

En la práctica, se necesita un giro: reorientar inversión pública hacia bienes globales —vacunas de acceso abierto, infraestructura de salud, sistemas de información— y regular la propiedad intelectual que impida el acceso. La justicia global exige que la gobernanza de la salud no sea un mercado internacional codicioso, sino un espacio de derechos y solidaridad.

La contramedida esencial es política y social: fortalecer la participación ciudadana y la vigilancia pública. Tribunales, medios independientes, ONG y plataformas de datos abiertos actúan como contrapesos; los informes periodísticos, las auditorías civiles y los registros públicos de ensayos clínicos han probado eficacia para exponer prácticas de captura. Además, las reformas institucionales que exigen divulgación de donaciones, controles de conflicto de interés y consultas públicas obligatorias en políticas sanitarias reducen la capacidad de captura.

La ciudadanía informada y organizada también puede incidir: movimientos sociales que exigen acceso a medicamentos, comunidades que participan en definición de prioridades de salud y representantes elegidos que supervisan acuerdos internacionales. La transparencia no es panacea, pero es condición necesaria: sin ella, la gobernanza queda bajo la sombra de intereses privados.

Un conjunto de propuestas prácticas: exigencia de registros públicos de lobby y donaciones, transparencia total en financiamiento de la investigación, regulación más estricta de puertas giratorias y códigos claros de conflicto de interés en academias y agencias. A nivel global, mecanismos multilaterales deben condicionar financiación privada a criterios de acceso y equidad, y promover fondos públicos internacionales que financien bienes comunes de salud.

La captura corporativa de la salud global no es destino inevitable. Puede mitigarse con reglas claras, con participación plural, con financiación pública robusta y con una cultura institucional que premie la transparencia y la justicia. La tarea exige voluntad política y ciudadanía activa: sostener una salud mundial que priorice vidas sobre mercados, que haga de la evidencia pública un bien común y que garantice que la filantropía y la industria funcionen como complementos, no como dueños, de la salud de todos.

Capítulo 45: El Círculo de la Vida: Conclusión y la visión de una medicina humana.

Tres figuras en un cruce. La plaza no es un punto geográfico sino un umbral simbólico: el pavimento está desgastado por pasos que han venido a elegir, a comprar o a rezar. En el cruce se detienen tres arquetipos: el Hylicus, cuya mirada está pegada a la mercancía y a la receta; el Psíquico, que busca equilibrio entre el saber profesional y el cuidado; y el Pneumático, que sostiene una pequeña llama interior y camina como si creyera que la cura incluye algo no reducible a moléculas. La escena es parable: cada uno representa modos sociales de relacionarse con la pharmakeia moderna y con las ofertas de la biomedicina. Caminan, se miran y, sin intercambiar mucho, trazan la línea de una batalla —no solo de ideas sino de prácticas— que hoy define la política del cuidado.

Las categorías gnósticas sirven aquí como mapa metafórico para describir posiciones sociales. El Hylicus vive en la materia y la materia le define: para él, lo útil es lo que se compra, lo que automatiza la vida y lo que da seguridad mediante consumo. No niega el sufrimiento, pero busca soluciones tangibles, rápidas y certificadas por instituciones que prometen eficacia. El Psíquico habita la tensión: reconoce la importancia de la técnica y la evidencia, valora la profesionalidad, pero simultáneamente siente el tirón del cuidado contextual y la escucha. El Pneumático, en cambio, no confía en la reducción materialista: cree que hay «algo más», prácticas comunitarias, ritos, conexiones que la ciencia aislada no logra medir —y sostiene que esa dimensión es central para la cura auténtica.

Estas categorías no son categorías fijas ni etiquetas moralizantes; son posiciones dinámicas por las que circulan personas. Un médico puede ser Psíquico en la consulta y, en la cena, Hylicus en su comportamiento de consumo; un paciente que empezó como

Pneumático puede recurrir a la biomedicina cuando la enfermedad obliga. El mapa ayuda a comprender por qué ciertas políticas sanitarias chocan: un programa que privilegia la intervención farmacológica directa encontrará resistencia de Pneumáticos; uno que promueva exclusivamente la medicina comunitaria será visto por Hylicos como insuficiente para casos agudos. La tarea política es diseñar puentes entre posiciones, no trincheras.

La insurrección del espíritu no es una revuelta abstracta; toma forma en movimientos que buscan recuperar prácticas de cuidado fuera del circuito farmacéutico industrial. En barrios, en fogones comunitarios y en grupos de salud colectiva, resurgen guardias de plantas medicinales, bancos de semillas, huertos terapéuticos, y programas de acompañamiento donde la escucha prolongada reemplaza la receta inmediata. Estas iniciativas no niegan la tecnología médica; la complementan con políticas de prevención, educación nutricional y terapias comunitarias que reducen la necesidad de intervenciones farmacológicas.

Algunos ejemplos concretos: cooperativas de salud en las cuales la gente aprende a identificar hierbas locales para afecciones crónicas leves; círculos de apoyo que acompañan procesos de duelo sin medicación como primera medida; programas escolares que incorporan cocina y actividad física como parte del currículo sanitario. Estas prácticas son insurrecciones en el sentido de que desafían la hegemonía del remedio inmediato y promueven la soberanía sobre el propio cuerpo. Pero no son nostálgicas: incorporan evidencia contemporánea sobre nutrición, estilos de vida y prevención, y se articulan con clínicas y hospitales cuando la situación lo exige.

La energía de la insurrección espiritual tiene un lado peligroso: la frontera entre crítica legítima de la industria y rechazo dogmático de la ciencia puede volverse porosa. En el mismo movimiento que defiende saberes tradicionales pueden germinar teorías conspirativas y desconfianzas absolutas hacia la evidencia. El reto es, por tanto, construir filtros epistemológicos que permitan distinguir entre alternativas valiosas y afirmaciones sin base.

Discernir exige herramientas: evaluación crítica, protocolos participativos de evaluación de prácticas tradicionales, estudios colaborativos que combinen métodos cualitativos y cuantitativos, y la apertura de la ciencia a formatos que integren contexto y ritual. Es decir, no se trata de poner la ciencia contra la tradición sino de establecer procesos metodológicos respetuosos que permitan probar, validar y, cuando es posible, incorporar prácticas populares dentro de marcos seguros. El discernimiento democrático requiere, asimismo, alfabetización crítica: ciudadanía y profesionales formados para evaluar evidencias, evitar el dogmatismo y decidir colectivamente.

En la cúspide de la insurrección espiritual aparecen prácticas que combinan frecuencias sonoras, meditación y plantas sagradas. Grupos que trabajan con música intencional sostienen que ciertas frecuencias facilitan estados de coherencia fisiológica; comunidades chamánicas han preservado protocolos de uso de enteógenos asociados a ritual de integración. Para muchos participantes, estas prácticas ofrecen experiencias de sentido, reparación y reinserción social que la farmacoterapia no siempre logra entregar.

La incorporación de estos recursos en la oferta de salud exige protocolos rigurosos: control de calidad de las plantas, entrenamiento de facilitadores, límites de selección de participantes, y redes de apoyo post-experiencia. El potencial terapéutico observado en estudios recientes con psilocibina o MDMA, por ejemplo, muestra que con marcos adecuados estos agentes pueden facilitar cambios profundos. Pero la fascinación por lo nuevo o lo ancestral no garantiza seguridad: la práctica debe institucionalizarse con cuidado, ética y respeto por los conocimientos originarios, incluyendo acuerdos de beneficio compartido con comunidades tradicionales.

Si la insurrección del espíritu aspira a impacto sistémico, necesita estrategias políticas y educativas. Políticas públicas útiles incluyen:

integrar la formación en nutrición, salud pública y diálogo intercultural en carreras sanitarias; financiar investigaciones que evalúen prácticas comunitarias con rigurosidad metodológica mixta; crear cauces legales para proteger saberes tradicionales y acordar beneficios con comunidades originarias; y promover modelos asistenciales que combinen consulta clínica con apoyos comunitarios.

En el terreno educativo, es crítico reformar currículos: médicos, enfermeras y terapeutas deben aprender no solo farmacología y técnicas, sino también escucha, antropología médica y estrategias de trabajo comunitario. Además, fortalecer la educación en salud pública y la participación ciudadana permitirá que las decisiones sobre intervención se tomen con mayor base democrática. Las políticas de prevención —vivienda, empleo, alimentación— son esenciales porque reducen la dependencia farmacológica creando condiciones para la salud.

La insurrección del espíritu, leída como resistencia democrática, invita a recuperar la soberanía terapéutica: que las comunidades participen en la definición de sus prioridades de salud, que los saberes locales sean respetados y estudiados, y que la medicina institucional acepte el diálogo con prácticas comunitarias. No es renuncia a la ciencia sino expansión de la carpeta de recursos que cuidamos como sociedad.

El gnosticismo práctico que propongo es modesto y concreto: no busca excluir la técnica sino colocarla en su lugar. Reconocer que la tecnología salva vidas y que la comunidad sostiene la vida en su día a día.

En una plaza, una mesa de salud comunitaria ofrece medición de presión arterial, charlas sobre nutrición, muestras de un jardín de plantas medicinales y una pequeña sala de escucha donde voluntarios entrenados practican la escucha activa. A la tarde, un círculo comparte historias y recetas; alguien trae té de una planta local, y la conversación incluye datos clínicos y saberes ancestrales.

La insurrección del espíritu, planteada así, no es revuelta estéril, sino proyecto de reconexión. Se trata de construir un sistema donde la ciencia y la comunidad co-gobiernen los modos del cuidado; donde la farmacología no sustituya los lazos sociales; donde la autonomía terapéutica se ejerza con evidencia, respeto y justicia. La apuesta final es por una medicina plural: técnica, ritual y comunitaria, cada una con su lugar y su responsabilidad, y todas sometidas a la ética de cuidar la vida, no a la lógica del mercado ni a la tiranía de un solo saber.

www.ingramcontent.com/pod-product-compliance
Lightning Source LLC
LaVergne TN
LVHW040426051026
849517LV00002B/489
* 9 7 9 8 2 3 1 9 6 0 4 5 3 *